老年人个性化需求系列教材

本教材适用于高技能人才培训基地康养高技能人才培养

U0241259

失智老年人照护

SHIZHI LAONIANREN ZHAOHU

总主编◎田奇恒

主　编◎黄　茜　杨海丹

重庆大学出版社

图书在版编目（CIP）数据

失智老年人照护 / 黄茜，杨海丹主编. --重庆：
重庆大学出版社，2023.10
老年人个性化需求系列教材
ISBN 978-7-5689-4122-8

Ⅰ.①失… Ⅱ.①黄… ②杨… Ⅲ.①阿尔茨海默病
—老年人—护理—教材 Ⅳ.①R473.74

中国国家版本馆CIP数据核字（2023）第150423号

失智老年人照护

主 编：黄 茜 杨海丹
策划编辑：胡 斌 张羽欣
责任编辑：胡 斌 版式设计：张羽欣
责任校对：刘志刚 责任印制：张 策

*

重庆大学出版社出版发行
出版人：陈晓阳
社址：重庆市沙坪坝区大学城西路21号
邮编：401331
电话：（023）88617190 88617185（中小学）
传真：（023）88617186 88617166
网址：http://www.cqup.com.cn
邮箱：fxk@cqup.com.cn（营销中心）
全国新华书店经销
重庆愚人科技有限公司印刷

*

开本：787mm×1092mm 1/16 印张：18.5 字数：418千
2023年10月第1版 2023年10月第1次印刷
ISBN 978-7-5689-4122-8 定价：58.00元

"老年人个性化需求系列教材" 编委会

总　序

　　我很荣幸为本套"老年人个性化需求系列教材"写序言。这是一套创新性的活页式教材,旨在为老年照护服务提供全方位的指导和支持。本套教材的编写,紧密结合了党的二十大报告和国家"十四五"规划提出的实施积极应对人口老龄化国家战略的要求,充分参考国内外相关资料,密切结合行业特色,力求做到科学、权威、实用。

　　人口老龄化是当今世界面临的重大挑战之一,也是中国社会发展的重要课题。中国人口老龄化的特点是规模大、程度深、速度快,给经济社会带来了巨大的压力和影响。如何动员全社会力量,实现健康老龄化,事关国家发展全局,也事关亿万百姓福祉。老年照护服务是应对人口老龄化的重要内容,也是保障老年人基本权益和尊严的必要条件。老年照护服务不仅涉及自理、失能、失智等不同类型的老年人,还涉及介助、安宁等不同阶段的照护需求,同时需要有适合的辅助器具和设备。因此,老年照护服务既需要有专业的知识和技能,也需要有规范的标准和流程。

　　本套教材正是基于这样的背景和需求而编写的,采用活页形式,涵盖自理老年人照护、介助照护、失智老年人照护、失能老年人照护、安宁照护、现代养老辅助器具的选择与应用六大专业模块的关键技能点,针对老年人生命周期进行教学资源开发。每个模块都包含理论知识、操作技能、案例分析、评估测试等内容,既有理论指导,又有实践操作,既有基础知识,又有前沿动态。本套教材不仅提供了最新的知识和技术,还按照国家标准形成了标准化操作流程,有助于促进"岗课赛证"一体化建设。这将有助于提高从业人员的水平和素质,为老年人提供高质量、全面、温馨的照护服务。

　　我相信本套教材将为您提供有价值的知识,帮助您更好地了解老年照护服务。最后,我要感谢本套教材的编委团队,他们的辛勤工作和专业知识使这套教材变得如此丰富和实用。我也要感谢您选择了本套教材,希望您能从中受益,并为推动我国老年照护服务事业作出贡献。

中国社会福利与养老服务协会副会长

重庆市养老服务协会会长

2023 年 7 月

前　言

　　随着全球老龄化进程的加快，中国已快速进入老龄化社会。流行病学调查显示，衰老是失智症最主要的危险因素，我国 60 岁以上人群的失智症患病率为 5.30%，85 岁以上人群的患病率则增加到 20.00%。失智症属于慢性退行性疾病，目前尚无有效的治疗方法。中晚期失智症患者给家庭和社会造成巨大经济负担和照料压力，失智老年人的养老照护已成为我国人口老龄化背景下必须面对和急需解决的重大社会问题。

　　本教材针对失智老年人照护技能培训，内容包括失智症、失智症的评估、认知功能促进、失智症常用非药物疗法、异常行为的处理、心理社交照护、失智症照护体系及照护计划制订、重度失智老年人照护、资源共享互助九大模块，共计 38 项核心技能。希望通过对本教材的学习，相关专业学生及养老服务从业人员可以习得并掌握失智老年人的照护服务技能，从而提升失智老年人及其家庭的生活质量，最大限度地让失智老年人获得幸福的晚年生活。

　　本教材由重庆城市管理职业学院黄茜、重庆光大百龄帮康养产业集团杨海丹担任主编，首都医科大学宣武医院任志丽、重庆城市管理职业学院张俊、光大养老执行委员会陆家斌、重庆光大百龄帮康养产业集团韩韬担任副主编。由重庆光大百龄帮康养产业集团杨海丹、韩韬、赖沅杰及重庆城市管理职业学院向雪完成模块 1 的编写，由重庆城市管理职业学院黄茜、向钇樾完成模块 2 和模块 5 的编写，由首都医科大学宣武医院任志丽、重庆城市管理职业学院黄茜完成模块 3 的编写，由光大百龄帮集团重庆市长寿区宜康百龄帮晏家街道养老服务中心郑爔格、光大百龄帮集团浙江省丽水市缙云县养老院崔凤琴、重庆光大百龄帮康养产业集团杨海丹、重庆城市管理职业学院黄茜完成模块 4 的编写，由重庆城市管理职业学院聂麟懿、黄茜完成模块 6 和模块 9 的编写，由光大百龄帮集团浙江省宁波市福龄颐养院姜新莲、光大养老执行委员会陆家斌、重庆城市管理职业学院黄茜完成模块 7 的编写，由重庆城市管理职业学院黄茜完成模块 8 的编写。

　　在此，对各位编委在成稿过程中付出的辛勤劳动表示衷心的感谢！同时，也感谢所有为本教材的编写提供支持和帮助的人们，包括专业学者、行业一线工作人员、老年人及其家属。我们相信，在大家的共同努力下，本教材一定能够为老年人的健康生活带来积极改变。

　　本教材既可作为高职院校失智老年人照护模块的学习教材，也可作为养老服务行业的鉴定考核、岗位培训教材。新编教材难免存在缺陷和不足，恳请使用教材的广大师生、读者和养老服务从业人员批评、指正。

主　编

2023 年 7 月

目录

模块 1：失智症

【模块描述】

　　失智症，又称"老年痴呆"，是一种不同于正常衰老的大脑高级皮质功能紊乱综合征，往往由多种疾病引起，失智症患者会逐渐丧失语言能力、思考能力、学习能力、判断能力、时空感等。最常见的失智症种类是老人失智症，即阿尔茨海默病。通过对本模块的学习，学生可以掌握失智症的症状、发病进程及干预措施等。

【学习目标】

掌握

（1）失智症的概念。

（2）失智症的症状。

（3）失智症的发病进程。

（4）失智症的干预措施。

熟悉

（1）失智症的分类。

（2）失智老年人的不良情绪和异常行为。

（3）失智老年人的相处注意事项。

了解

（1）国际上关于失智症的干预措施——"全球行动计划"。

（2）"全球行动计划"对我国制定失智症国家战略行动计划的启示。

教学视频

技能 1
失智症的认识（SZ-1）

【技能目标】

知识目标

（1）掌握失智症的概念、症状、发病进程和干预措施。

（2）熟悉失智症的分类。

能力目标

能够识别失智老年人的不良情绪和异常行为。

素质目标

能够与失智老年人进行有效的沟通交流。

【相关知识】

一、失智症的概念

失智症是以脑萎缩、变性为主的脑部广泛退行性病变，累及记忆、智力和高级皮质功能的损害，主要表现为认知能力下降和行为障碍，包括语言运用能力、结构能力、行为能力（如社会职能、人格、日常生活活动能力）等多方面。患者出现认知能力损害之前或之后常有情感、社交行为或动机异常等表现，最终会失去生活自理能力。

二、我国失智症的现状

第七次全国人口普查结果显示，我国 ≥ 60 岁人口占全国总人口的 18.70%。受人口老龄化进程加快、主要心脑血管疾病流行趋势增加等因素的影响，我国失智症患病率呈逐年递增趋势，≥ 60 岁人群的失智症患病率为 5.30%，≥ 65 岁城市和农村人群的失智症患病率分别为 4.40% 和 6.05%。2020 年，我国约有失智症患者 900 万例，2050 年将增至 2100 万例。2017 年失智症的特异性死亡率为 0.35‰，失智症导致的全国平均减寿年数为 374 年 /10 万人。

这些数据表明，以老年人为主要患病人群的失智症已成为我国公共卫生的重点问题，不仅给经济和社会的可持续发展提出了严峻挑战，还给家庭伦理、社会文化带来巨大压力。随着我国失智症负担逐渐加重，如何更好地开展失智症防治工作成为我国亟需考虑的问题。

三、失智症的发病进程

失智症是一种慢性或进行性综合征，是脑部损伤或疾病导致的渐进性认知功能退化，其发病进程随着患者认知能力和身体机能逐渐恶化，会跨越非常漫长的时间，由轻到重大致分为3个阶段。

1. 轻度失智症期

轻度失智症期主要表现为近期记忆力下降，学新东西困难，可能会在不熟悉的地方迷失方向，叫不出物品的名字；缺乏主动性，爱好和兴趣减少；性格可能变得自私，容易因为小事发脾气，敏感多疑，易激怒；工作、理财、购物、人际交往等高级能力逐渐下降，无法胜任复杂的家务，生活多可自理。轻度失智症期是改善、延缓症状发展的重要时期，但往往被忽视。

2. 中度失智症期

中度失智症期主要表现为记忆力进一步变差，刚做过的事情马上就忘，刚吃过饭就不记得吃了什么，远期记忆也会严重受损，重大生活经历回忆不清；不会算数；在熟悉的地方辨不清方向，甚至在家里找不到厕所；表达不清自己的意思，听不懂别人说话；在家庭以外没有独立行事的能力；在家里还能做很简单的家务，比如择菜、扫地、摆碗筷等，但也表现得不够好。中度失智症期最容易出现各种各样的精神症状和行为异常，如幻觉、妄想、不安、发脾气、骂人、打人等，使照料难度进一步增加。

3. 重度失智症期

重度失智症期主要表现为不认识家人，也不知道自己是谁，不认识镜子中的自己；只能说出单个词语，甚至缄默不语；完全丧失做事情的能力；生活不能自理，不能独立吃饭，无法独自行走，大小便失禁；最终可能因营养不良、压疮、肺炎等躯体并发症而死亡。

四、失智症的症状

失智症是非常复杂的一大类疾病，其中有上百种病因可能导致认知障碍，只有少部分病因是有可能逆转的，大部分失智症是不可逆的，这种退行性大脑病变会慢慢减弱一个人的记忆、学习、推理、判断、交流和日常生活能力。随着病程发展，患者也可能经历人格和行为变化，比如出现焦虑、猜疑、激动、妄想、幻觉等精神行为症状。

1. 记忆力减退

记忆力减退是失智症早期最常见的症状之一，特点是近期记忆减弱，远期记忆增强。

近期记忆减弱会明显影响日常生活，表现在多个方面，如近事遗忘严重，丢三落四，东西放错或丢失，刚放下电话就忘记是谁打来的，手里拿着钥匙却到处找钥匙，洗完手忘记关水龙头，烧完开水忘记关煤气灶，购物忘记付款或多次付款，付完款却将买好的东西遗忘在商场，忘记到幼儿园接孩子，刚说过的话或做过的事转眼就忘，吃完饭没多久又要求进食，无法记住新接触的人名或地名，反复说着同样的话或问着同样的问题，忘记赴重要的约会，凡事需要别人提醒或依赖备忘录等。

远期记忆增强是指对往事的记忆力保持完好，长时记忆提取能力并无减弱，老年人在聊天时会回忆起很多年以前的事情，说起来头头是道，如数家珍。

失智症早期的记忆力减退与普通的健忘有较大区别，一定要注意观察，具体有以下两个方面：

（1）记事能力：失智症的记忆力减退是对发生过的事情记不起来，而健忘只是遗忘了事情的某些细节。例如，失智症患者会忘记今天已经吃过早饭，而健忘者可能只是忘记今天早饭吃了豆浆，但不会否认吃过早饭这件事。

（2）社会生活能力：随着病情加重，失智症患者可能会遗忘亲人和自己的个人信息，甚至出现口齿不清、反应迟钝、情感交流能力降低等情况，这将严重影响患者的日常生活，而且这种遗忘和行为改变往往是不可逆转的，很难恢复正常。健忘者只是遗忘事件的某些细节，并没有彻底失去认知能力和表达能力，能正常与他人进行情感沟通，仍具有较强的社会生活能力。

2. 定向力障碍

定向力是指一个人对时间、地点、人物以及自身状态的认识能力。对时间、地点、人物的认识称为周围定向，对自身状态的认识称为自我定向。

时间定向障碍：患者早期会表现出时间观念差，分不清具体时间，如分不清上午和下午、白天和黑夜、季节、年份、月份等。

地点定向障碍：患者分不清自己所在的具体地点，如把医院认为是自己的家，把工厂认为是学校；到陌生地方有迷失感，外出迷路，甚至走失；在熟悉的环境中也会迷路，找不到家，甚至在自己家中走错房间或找不到卫生间。在简单绘图试验中，患者不能准确临摹立方体图，也常不能临摹简单的图形。

人物定向障碍：患者分不清周围其他人的身份以及与自己的关系，如把教师认为是医生，把儿子说成是孙子，认不出朋友、家人。

自我定向障碍：患者对自己的姓名、年龄等认识错误，如一个76岁的老年人认为自己45岁，不知道自己的姓名，认不出镜子中的自己。

3. 语言障碍

语言能力是指掌握语言的能力，这种能力表现在人能够说出或理解从未听到的、合乎语法的语句，能够辨析有歧义的语句，判别表面形式相同而实际语义不同或表面形式不同而实际语义相似的语句，掌握听、说、读、写、译等语言技能的运用能力。

失智症患者出现语言障碍时，最早的症状是自发言语空洞，找词困难，用词不当，不能列出同类物品名称，阅读困难，语言没有逻辑性，讲话前言不搭后语，答非所问，难以理解抽象的话语。在命名测验中，患者无法对少见物品进行命名，甚至对常见物品命名也很困难，如拿着牙刷，知道是用来刷牙的，也会使用牙刷，但是讲不出"牙刷"这个名称。

失智症患者还可能出现感觉性失语，即不能进行正常交谈，可有重复言语、模仿言语、刻板言语，仅能发出不可理解的声音或缄默不语，晚期甚至不能理解别人的话，也不能用语言表达自己的意愿和需求。

4. 个性和人格变化

失智症患者发病早期性格就会发生明显变化，多数表现为自私、主观，或急躁易怒、不理智，或焦虑多疑；少数表现为性格孤僻，以自我为中心，对周围事物不感兴趣，缺乏热情，跟发病前判若两人。失智症早期的情绪波动体现在容易紧张、敏感，为小事坐立不安，喜怒无常，或无故大发雷霆，苦恼不安，容易被误诊为抑郁症。

患有失智症的老年人可能表现出：跟孙子女争宠，抱怨子女对自己照顾不周；过度关注自己身体，稍有不适，也要向周围人诉述；过分注意报刊书籍上的一些医学常识，对照自己的不适而心神不定，惶惶不安，反复多次求医就诊；对周围人不信任感增强，常计较别人的言谈举止等。

5. 失写、失用和失认

失写、失用和失认常表现为书写的内容词不达意，甚至无法写出自己的名字，或能说出但不能写出要写的字；知道手里的东西是什么，很熟悉但不会使用；面对家人、朋友认不出来，但自己知道肯定是认识的。

6. 计算障碍

计算障碍是指患者出现计算能力减退，轻者计算速度明显变慢，不能完成稍微复杂的计算，或经常出现极为明显的错误；重者无法进行简单的加减计算，甚至完全丧失数字的概念。

7. 判断力下降

判断力下降是指注意力分散，执行能力减退，不能完成过去能完成的任务，表现为对周围的事物不能正确理解，进而直接影响对周围事物的推理和判断，分不清事情的主次，分不清本质和现象，最终无法正确处理问题。

例如，患者在日常生活中穿衣违背时令，烈日下穿厚衣，寒冬披薄衫，不知道根据天气冷暖增减衣物；变得容易受骗上当，缺乏危机意识，无法理财；缺乏决策能力，无法计划复杂的活动；无法接待亲朋好友等。

8. 行为异常

失智症早期的行为异常主要表现为遗忘，如容易忘事，容易丢三落四，容易迷路等。

失智症中期的行为异常则更多地表现为思维判断障碍、个性人格改变，如不分昼夜，四处游走，吵闹不休；不知冷暖，衣着不整，甚至以衣当裤、以帽当袜；不讲卫生，不辨秽洁，甚至玩弄便溺；不识尊卑，不分男女，甚至有性欲亢进倾向；无目的地来回走动，到处开门、关门等。

9. 情感障碍

情感障碍是指情感迟钝，对人淡漠，逐渐发展为完全茫然无表情，或伴有突出的小儿样欣快症状，或焦虑抑郁，或情绪不稳。

10. 运动障碍

失智症晚期会出现运动障碍，包括动作迟缓，走路不稳，甚至卧床不起，伴有大小便失禁，不能自主进食，饮食起居全部依赖他人照护。

11. 思维混乱

失智症患者可能会出现思维混乱（常见思维情感障碍），如出现被害妄想症，多见于记忆力减退时期，表现为退缩、古怪、纠缠他人、藏污纳垢、破坏等症状，进而发生人格改变；出现幻听、幻视、幻觉、妄想、错认、抑郁、类躁狂、激越、无目的漫游、徘徊、进行躯体和言语性攻击、鸣叫、随地大小便等；坚信自己的东西被人偷走，坚信配偶对自己不忠，坚信有人要害自己和家人。

五、失智症的干预措施

1. 国际上关于失智症的干预措施——"全球行动计划"

世界卫生组织（World Health Organization，WHO）于2017年发布"2017—2025年公共卫生领域应对失智症全球行动计划"（简称"全球行动计划"），将失智症作为公共卫生重点，呼吁为失智症患者及其家庭照顾者提供高质量的治疗和支持。该计划是WHO成员国制定失智症国家行动计划的指导纲要，为WHO成员国及利益相关方提供了防治失智症的综合行动蓝图。2017年WHO发布"全球行动计划"前后，陆续有25个国家（地区）制定了失智症政策、战略、计划或行动框架的优先领域和举措，学习国际经验对于我国制定失智症国家行动计划有很大的借鉴意义。

目前，大多数国家就WHO提出的防治失智症优先行动领域达成了共识，包括建立友好意识、控制危险因素、开发信息系统、鼓励研究与创新、持续为照顾者提供支持等。在"全球行动计划"总体框架内，不少国家（地区）从立法环境和评估机制方面予以支持，如表1-1-1和图1-1-1所示。

表 1-1-1　部分国家（地区）的失智症行动计划

	行动领域	WHO	英国	芬兰	希腊	意大利	美国	挪威	韩国	印度尼西亚	瑞士	加拿大	丹麦	卡塔尔	捷克	荷兰
	失智症友好意识	√	√	√	√	√	√	—	—	—	—	—	—	—	—	√
	减少危险因素，推迟失智症的发生	√	—	—	√	√	√	√	√	√	√	√	√	√	√	√
	发布失智症国家（地区）框架和标准策略	—	√	—	—	—	—	—	—	—	√	—	—	√	√	√
预防	失智症作为公共卫生优先事项	√	—	—	—	—	—	—	—	—	—	√	—	√	—	—
	识别和描述早期认知障碍	—	—	—	—	—	—	—	√	√	—	—	—	—	—	—
	基于社区的预防和管理	—	—	√	—	—	—	√	—	—	—	—	—	—	—	—
	促进大脑健康	√	√	√	√	√	√	√	√	√	√	√	√	√	√	√
干预	失智症诊断、治疗、照护及干预	—	—	—	√	—	—	—	—	—	√	—	—	—	—	—
	减少不适当的抗精神病药物处方	—	—	—	—	—	—	—	—	—	—	—	—	—	—	—
	失智症患者的注册、分类管理	—	—	—	—	—	—	—	—	—	—	—	—	—	—	√
	对有失踪风险的患者做出快速响应	√	—	—	√	√	√	—	—	√	√	—	√	√	—	√
	建设失智症信息系统	√	—	√	√	√	—	√	—	√	√	√	√	√	√	√
研究	失智症研究、教育和创新	—	—	—	—	—	—	√	—	—	—	—	—	—	√	—
	患者在社会建筑环境中生活得更好	—	√	—	—	—	—	—	—	—	—	—	—	—	√	—
	开发卫生和社会福利技术	—	—	—	—	—	—	—	—	—	—	—	—	—	—	—
	技术的可获得性	—	—	—	—	—	—	—	—	—	—	—	—	—	—	—

	行动领域	WHO	英国	芬兰	希腊	意大利	美国	挪威	韩国	印度尼西亚	瑞士	加拿大	丹麦	卡塔尔	捷克	荷兰
支持	对失智症照料者的支持	√	—	√	√	√	√	—	√	—	√	√	√	√	√	√
	扩大不同护理服务主体的协调与合作	—	—	—	—	√	—	√	—	√	—	—	√	√	√	√
	提高照护人员专业发展	—	—	—	—	√	—	—	—	√	—	—	—	—	—	√
	确保患者和护理人员的参与性和自主性	—	—	—	—	—	√	—	—	—	—	—	—	—	—	—
实施	建立战略领导管理小组	—	—	—	—	—	—	—	—	—	—	—	—	√	—	√
	保障行动计划实施所需资源	—	—	—	—	—	√	—	—	√	—	—	—	—	—	√
	优化利益相关者的作用	—	—	—	√	√	—	—	—	√	—	—	—	—	—	—
立法	护理人员的道德和赋权	—	—	—	—	—	—	—	—	—	—	—	—	—	√	—
	保护失智症患者的权益	—	—	—	—	√	√	√	—	—	√	√	√	√	—	—
评估	持续护理、临终支持的质量	—	—	—	—	√	—	√	√	√	√	—	√	—	√	√
	服务的经济可持续性	—	—	—	—	—	—	—	—	—	—	—	√	√	√	—
	结果完成情况、时间进度	—	—	—	—	√	—	—	—	√	—	—	—	√	—	√

注:"√"表示该国家(地区)在失智症行动计划中将相应行动列入优先事项,"—"表示未列入。

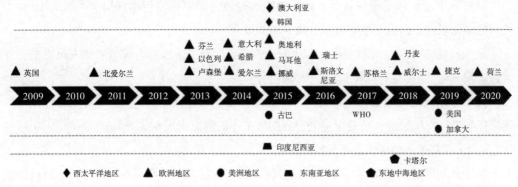

注：本图展示截至2021年12月部分国家（地区）公开向社会发布的国家（地区）层面的失智症最新版行动计划发布时间

图 1-1-1　部分国家（地区）的失智症行动计划发布时间

国际上针对失智症展开了积极探索并实施了相关举措：

（1）在政府层面，根据"全球行动计划"框架，很多进入老龄化的发达国家（地区）把应对失智症风险纳入了国家（地区）长期发展行动计划，建立了国家（地区）层面的战略管理领导小组，从法律角度保障失智症患者及照护人员的权利。

（2）在社会层面，倡导建设失智症友好社区，开展基于社区的预防和管理，营造友善的社会氛围，让失智症患者在社会环境中适应得更好。

（3）在医疗护理机构层面，提高失智症诊断、治疗、照护及干预的临床规范性，强化照护人员专业发展能力培训，提升基层医疗卫生服务人员的参与自主性。

（4）在家庭层面，注重失智症患者的长期家庭照护，为其家庭照顾者提供经济、可持续的支持，缓解失智症患者家庭照顾者的心理压力，帮助失智症患者获得尊重和关爱。

（5）在个人层面，鼓励人们采取健康的生活方式以促进脑健康，参与有意义的日常活动，提升幸福感和生活质量。

2. "全球行动计划"对我国制定失智症国家战略行动计划的启示

（1）启动国家层面战略行动计划。

制定国家层面战略行动计划是政府宏观治理失智症的有效举措，有利于推动政府部门、社会团体和医疗机构积极进行医疗照护策略改进。建议我国相关行政部门借鉴国际上将应对老年失智症提升为国家战略高度加以重视的经验，从我国国情出发，围绕"全球行动计划"的优先事项、重点环节，制定国家层面长期应对战略，弥合在失智症早期预防与干预、医护资源等方面的国际诊治差距。

从内容上看，国家战略行动计划可就失智症问题的紧迫性、计划必要性、行动框架的优先顺序、目标的实施与执行、计划覆盖区域比例、试点安排等进行充分论证，为攻克我国失智症及其带来的社会难题提供权威参考。

从形式上看，以"全球行动计划"为根本遵循，国家战略行动计划应采取 5~10 年中长期标准化规定，以提高战略效果并确保附加效应。

从支持保障上看，政府应从社会政策、养老制度和卫生法规等领域聚拢人员力量，加大财政投入与支持，积极贯彻落实并加强监督。

国家战略行动计划要与精神卫生、老龄化、慢性非传染性疾病、残疾等失智症相关的国家计划进行有机融合，有效促进失智症防治工作的资源集成和优势共享。

（2）在高危人群中实施早期筛查。

由于认知障碍尚缺乏实用且有效的干预方法，高危人群早期筛查对延缓认知衰退、保持正常生活能力尤其重要。考虑到尽早筛查意味着投入更多的财政和卫生资源，因此不提倡在一般人群中进行大规模筛查。根据目前我国人口的老年基数比例大、早期认知障碍患者绝对数量多等特点，筛查策略的制定应优先在高危人群中进行。

社区：可考虑将失智症的早期筛查纳入 ≥ 55 岁人群每年定期开展的健康体检中。

工作场所：可考虑在 ≥ 40 岁人群开展的职工体检中增设失智症早期筛查项目。

医疗机构：具有进行性认知 / 记忆功能障碍和人格 / 行为改变者、精神障碍阳性家族史者、心脑血管疾病的中老年人均属于早期筛查的重点人群。

（3）提倡建立失智症上下联动早期筛查体系。

在初级诊疗中，医生通过病史询问、危险因素筛查、认知功能量表评估确定失智症高危人群。

对于失智症高危人群，建议其在上级医院进行成套神经心理学量表评估、脑健康体检、记忆门诊检查，完成早期筛查。

推动失智症的早期筛查，有助于把握"黄金窗口期"，减缓失智症的发生与发展，但是多数老年人没有意识到早期筛查的重要性，这成为开展规范化早期筛查的阻碍之一。建议持续加大宣传指引力度，提供专业的健康科普渠道，帮助老年人树立疾病预防意识，促进健康老龄化。

（4）提倡健康生活方式，主动管理危险因素。

虽然目前尚无能够治愈失智症或改变其病程转归的方案，但主动管理可控危险因素有助于推迟或延缓失智症的发生与发展。根据 WHO 发布的《降低认知衰退和失智症风险指南》，采取健康生活方式干预可以降低失智症的发生风险。

在生活方式和行为习惯方面，建议每周保持适量身体活动，推荐地中海饮食，戒烟、限酒；在控制慢性病方面，应积极进行高血压管理，控制糖尿病，调节血脂异常；在保证良好的情绪方面，应尽早对抑郁症进行药物或心理干预，支持老年人融入社会开展社交活动。

另外，控制体质量、及时识别和管理听力损失也对降低失智症发生风险有益。值得注意的是，失智症一级预防应将全人群策略与高危人群策略并重。对于一般人群，卫生行政部门需要制定广泛的公共卫生教育计划，加强健康生活方式宣教，在全社会树立失智症防治意识，借助政策、经济、法律、环境等手段减少阻碍个体采取健康行为的障碍；对于高危人群，需要多学科和部门联合采取行动将失智症危险因素和其他非传染性疾病的预防和治疗联系起来，针对危险因素制定降低失智症相关风险的指南和共识，通过多种形式的社会宣传、教育提高高危人群的健康意识，帮助其尽早控制可改变的危险因素。

（5）完善失智症患者长期护理保险制度。

目前，我国针对失智老年人的长期护理保险制度正处于试点阶段，人群总体保障水平较低。随着独生子女政策及"少子化"带来的社会影响逐渐加剧，长期护理保险制度建设还需要不断完善，以应对老龄化的冲击。

要加强制度顶层设计，加快制定长期护理保障制度的法律条例，推动我国长期护理保险立法进程。

要全面建立"社保＋商保"的多层次长期护理保障体系，形成行政部门、企业、个人多方共担，财政、医保基金、个人账户缴费多渠道、动态可持续的筹资机制。

要加紧研究、制定失智症患者护理等级的国家标准，扩大个性化、专业化的长期护理服务有效供给。

要引导长期护理保险经办机构参考各试点城市、地区的经验做法，强化评估机构质控工作，督导检查机制。

要构建报销申请受理、失能评估、护理服务提供、经办服务支撑等全流程、全要素服务提供体系。长期护理保险制度建设必须放到长期护理保障制度的"大盘子"中设计才能满足患者及家属多样化、多层次的长期护理保障需求，进而有效解决失智老年人的居家养老和家庭照护难题。

（6）营造友好的社会氛围和生活环境。

失智症友好意识是各国失智症防治工作的一项基本方针，要想给失智症患者及其照顾者营造一个安全、舒适的物理环境和有归属感的社会环境，切实减轻患者家庭负担，可以采取的措施如下。

在社区提供满足失智症患者需求、易获得的志愿者活动，号召与失智老年人接触较多的公共交通、市政服务、商业金融服务、消费者权益保护等领域从业人员提供志愿服务，开展业务咨询、清洁打扫、健康检测、辅助进食等一系列线上和线下的公益活动，凝聚社会力量，彰显人文关怀。

发挥街道、居委会的组织作用，大力开展基层预防失智症宣教活动，利用电影、全民征稿、动画等喜闻乐见的方式加强全人群的健康宣教，呼吁公众为提高失智症认知发声，减少对失智症的污名化和偏见，为患病老年人提供更好的社会支持。

评估和改造社区环境，路标方位要易辨别，楼牌号码要加大显示，公交站牌路线图要清晰、好理解，在楼梯、厕所等公共区域安装扶手、照明灯等辅助设备，提供公用健身器材和娱乐性设施。

在社区探索建立"失智者驿站""失智者咖啡屋""失智症安心小屋"等形式的失智症照护、支援场所,吸引失智症患者和社区居民交流、互动,整合各种社区照护资源。

(7)建立失智症国家监测信息系统。

"全球行动计划"提出的目标是到 2050 年 50% 的国家常规收集失智症核心指标数据。目前,我国失智症患病率数据主要来自相关实验室检测、大规模调查及文献综述,死亡数据主要来自中国疾病监测系统死因监测及中国疾病预防控制中心死因登记报告信息系统,尚无统一规划的失智症国家监测信息系统。

为了提高数字资源的利用率,支持三级预防策略的制定,我国应建立全国性的失智症监测信息系统,监测失智症的发生率、患病率及风险、保护因素,完整掌握失智症的流行病学特征和患者信息。建设失智症国家监测信息系统需要全方位、多层次的保障。

国家层面:需要出台测量、收集及共享失智症预防、治疗、护理相关数据的支持性法律或政策。

地方层面:需要地方行政部门、企业、社会等多方筹措资金,联合托底保障。

软硬件层面:采用模块化和结构化设计,在独立服务器上部署存储空间,保留足够的接口满足不同业务流程的需要。

数据层面:满足国家卫生监督信息数据交换标准与规范,建立访问隐私数据的安全保障体系。全面推动失智症国家监测信息系统建设,将有助于改善从预防到临终整个医疗护理过程中的信息服务。

模块 2：失智症的评估

【模块描述】

　　失智症的早期发现与干预可有效延缓疾病的进行，维持患者的生活品质，减轻照顾者的压力。失智症常不易察觉，研究发现只有约 1/3 的患者获得诊断。正确评估失智症可预防或延缓失智症的发生和发展，提高老年人晚年的生活质量。

【学习目标】

掌握

失智症的早期迹象及常见行为征兆。

熟悉

各种失智症评估量表。

了解

失智症评估的意义。

教学视频

技能 2
认知功能评估（SZ-2）

【技能目标】

知识目标

（1）掌握失智症的早期迹象及常见行为征兆。

（2）熟悉各种失智症评估量表。

（3）了解失智症评估的意义。

能力目标

（1）能够及时发现失智症的早期征兆，并与老年人进行有效沟通。

（2）能够对失智症进行正确评估。

素质目标

（1）积极关注失智症，树立正确看待失智症的观念。

（2）关爱失智老年人，能够与失智老年人进行有效的沟通交流。

（3）具备同理心，理解不同文化水平的老年人有不同的理解能力和习惯偏好。

（4）与医护人员、社会工作者等形成团队，有良好的合作意识。

（5）评估过程中做到实事求是、一丝不苟，认真对待评估结果。

【相关知识】

一、基本概念

1. 认知功能

认知功能是指人脑加工、储存和提取信息的能力，即个体对事物的构成、性能与他物的关系、发展动力、发展方向及基本规律的把握能力。认知功能一般包括感觉、知觉、注意、记忆、思维、想象等一些基本的心理过程。

2. 认知障碍

（1）感知力障碍，如感觉过敏、感觉迟钝、内感不适、感觉变质、感觉剥夺、病理性错觉、幻觉、感知综合障碍等。

（2）记忆障碍，如记忆过强、记忆缺损、记忆错误等。

（3）思维障碍，如抽象概括过程障碍、联想过程障碍、思维逻辑障碍、妄想等。

二、常用评估工具

1. 简易精神状态检查表

简易精神状态检查表（mini mental status examination，MMSE）是失智症筛查的首选量表，简单易行。该量表包括以下 7 个方面：时间定向力，地点定向力，即刻记忆，注意力及计算力，延迟记忆，语言，视空间。共 30 项题目，每项回答正确得 1 分，回答错误或答不知道得 0 分，量表总分范围为 0~30 分。评估得分与文化水平密切相关，正常界值划分标准为：文盲＞17 分，小学文化水平＞20 分，初中及以上文化水平＞24 分。

2. 画钟测试

画钟测试（clock drawing test，CDT）是检测结构性失用的单项检查，对顶叶和额叶损害敏感，常用于筛查视觉空间和视觉构造的功能障碍，还可以反映语言理解、短时记忆、数字理解、执行能力。CDT 在门诊非常实用，受患者的文化背景、教育程度影响小。但是，单独应用 CDT 进行失智症筛查的效度偏低，若患者的测试评分偏低，疑似有失智症，必须做进一步的检查，如 MMSE。

3. 临床痴呆评定量表

临床痴呆评定量表（clinical dementia rating，CDR）是一种痴呆分级筛选量表，医生通过与患者及其家属交谈获得信息，并加以提炼，完成对患者认知受损程度的评估，从而快速评定患者病情的严重程度。评定的领域包括记忆、定向力、判断与解决问题的能力、工作和社会交往能力、家庭生活和个人业余爱好、独立生活自理能力。对这 6 项能力分别进行评估，各项能力的评估得分不叠加，而是根据总的评分标准将 6 项能力的评估得分综合成总分，从无损害到重度损害共计 5 级评估：0 分 = 正常，0.5 分 = 可疑，1 分 = 轻度，2 分 = 中度，3 分 = 重度。

4. 蒙特利尔认知评估量表

蒙特利尔认知评估量表（Montreal cognitive assessment，MoCA）是一个用来对认知功能异常进行快速筛查的评定工具，包括注意与集中、执行功能、记忆、语言、视结构技能、抽象思维、定向力等 8 个认知领域的 11 个检查项目。总分 30 分，≥26 分为正常。MoCA敏感性高，覆盖重要的认知领域，测试时间短，适合临床运用，尤其对于轻度认知损害（mild cognitive impairment，MCI）的筛查更具敏感性；但患者的教育程度、文化背景、情绪、精神状态，以及测试者的使用技巧、经验、检查环境等均会对 MoCA 评估结果产生影响。

三、注意事项

（1）不应使患者感到要求的回答速度过快。

（2）每个测试项目只允许尝试一次。

（3）如果患者的反应不正确，测试者应开始下一个项目的检查。

（4）给予患者的反馈应是中性的，而且通常不应指出患者的反应是对还是不对。

（5）评价恰当。

（6）如果患者特意询问自己是否做对了，可以给予反馈。

（7）尽量取得患者的配合。

（8）同患者的交流要保持平静、前后一致和简明扼要。

（9）不要让患者产生焦虑或愤怒情绪。

（10）如果患者仍然不配合，那么测试者应暂时停止测试。

（11）向患者直接询问。

（12）允许照料者陪同以缓解紧张。

（13）注意避免伤害患者的自尊心。

【技能导入】

李奶奶，70岁，中专文化，退休前是小学教师，目前在养老机构自理楼层居住。李奶奶刚来养老院时，虽然不太合群，但与其他老年人相处得也不错，自己的事情可以自己做，基本不用他人帮忙。但一年后，照护人员发现李奶奶总爱忘事，经常丢三落四，经常忘记吃药、吃错药或忘记已经吃过药了，明明自己手里拿着钥匙却还到处找钥匙等。李奶奶还特别倔，也不听劝，搞得照护人员哭笑不得。

【技能分析】

一、主要健康问题

记忆力障碍：总爱忘事，经常丢三落四，经常忘记吃药、吃错药或忘记已经吃过药了，明明自己手里拿着钥匙却还到处找钥匙等。

二、制订评估方案

针对李奶奶的症状表现，为其制订个性化的认知功能评估，使用评估工具如简易精神状态检查表、画钟测试等。

三、主要评估目标

（1）确定认知障碍的类型及程度。

（2）为制订认知训练计划提供依据。

【技能实施】

一、操作流程

1. 准备

（1）环境准备：安静且舒适，并尽可能保证以后的测试在相同环境中进行；房间内不能有患者可看到的钟表、日历等，最好使用"请勿打扰"标志；评分时避免让患者看到。

（2）人物准备：与患者建立良好的关系；备物齐全，如铅笔、手表、纸张等；鼓励患者完成测试，提供眼镜/助听器；给予正向反馈；应尽量避免搜集任何关于不良事件的信息。

（3）注意事项：测试前进行5分钟左右的交谈，话题应是中性的，如天气、最近发生的事情等。避免谈到患者的健康、负面或有压力的事情。

2. 评估

（1）成员介绍：照护人员自我介绍。

（2）活动介绍：向患者说明随后要开展的评估内容及程序。

（3）定向力评估（最高分10分）：首先询问日期，之后再针对性地询问其他部分，如"您能告诉我现在是什么季节？""您能告诉我您住在哪里吗？"，每答对1题得1分。

（4）记忆力评估（最高分3分）：告知患者将询问几个问题来检查记忆力，然后清楚、缓慢地说出3个相互无关的东西的名称（如皮球、国旗、树木），大约1秒说1个，说完3个名称后要求患者重复。患者的得分取决于其首次重复的答案，每答对1个得1分，最多得3分。如果患者没能完全记住，测试者可以重复，但重复次数不能超过5次。如果重复5次后患者仍未记住3个名称，那么对于回忆能力的检查则无意义，请跳过"回忆能力评估"。

（5）注意力和计算力评估（最高分5分）：要求患者从100开始减7，之后再减7，一直减5次，即算出答案为93，86，79，72，65。每答对1个得1分，如果前一个答错了，但下一个答案是对的，也得1分。

（6）回忆能力评估（最高分3分）：如果记忆力评估时患者完全记住了3个名称，现在就让其再重复一遍，每正确重复1个得1分。

（7）语言能力评估（最高分9分）：

①命名能力（0~2分）：测试者拿出手表卡片，让患者说出这是什么，之后再拿出铅笔问患者同样的问题。

②复述能力（0~1分）：让患者注意测试者说的话并重复一次，注意只允许重复一次。这句话是"四十四只石狮子"，只有发音正确、咬字清楚的才记1分。

③三步命令（0~3分）：给患者一张空白的平纸，要求患者按测试者的指令去做，注

意不要重复或示范。只有患者按正确顺序做的动作才算正确，每个正确动作计 1 分。

④阅读能力（0~1 分）：测试者拿出一张"闭上您的眼睛"卡片，让患者读它并按要求去做。只有患者确实闭上眼睛才记 1 分。

⑤书写能力（0~1 分）：给患者一张白纸，让其自发地写出一个完整的句子。句子必须有主语和谓语，并有意义。测试者不能给予任何提示，语法或标点的错误可以忽略。

⑥结构能力（0~1 分）：测试者先在一张白纸上画交叉的两个五边形，要求患者照样准确地画出来。需要清楚地画出五边形的 5 个角和 5 条边，且两个五边形的交叉处形成菱形。线条的抖动或图形的旋转可以忽略。

3. 整理用物

（1）活动小结：根据判定标准最高得分为 30 分，分数 ≥ 26 分为正常，分数 < 26 分为认知障碍，即失智症。失智症的严重程度分为：轻度，MMSE ≥ 21 分；中度，MMSE 为 10~20 分；重度，MMSE ≤ 9 分。

（2）活动结束：将评估结果告知患者及其家属，并简单陈述对应的认知训练计划。

二、操作注意事项

（1）评估前应熟悉老年人的语言及行为习惯，根据老年人的文化程度组织评估内容。

（2）评估前应确认老年人的身体情况、情绪状态和意愿，无意愿者不可强迫。评估过程中，若老年人丧失兴趣，可先中断，观察 2~3 分钟，如仍不配合，可终止。

（3）若老年人脾气不好，应提前设计沟通交流方式，取得老年人的配合。

【实践思考】

（1）面对文化程度不高、对测试题目不理解的失智老年人，你应当如何处理？

（2）对失智老年人进行认知功能评估时，你应当如何更好地实施人文关怀？

【技能工单】

技能名称	认知功能评估	学时		培训对象	
学生姓名		联系电话		操作成绩	
操作设备		操作时间		操作地点	
技能目的	1. 掌握认知功能评估的内涵。 2. 能使用简易精神状态检查表对失智老年人进行认知功能评估。 3. 能接纳失智老年人的不良情绪和异常行为。 4. 能与失智老年人进行沟通交流。 5. 能与医护人员、社会工作者形成良好的合作关系。				
技能实施	准备	1. 2. 3.			
	评估	1. 2. 3. 4. 5. 6. 7.			
	整理用物	1. 2.			
	评价				
教师评价					

【活页笔记】

技能名称	认知功能评估	姓名		学号	
实践要求	结合技能实施流程，开展实践练习。3人进行认知功能评估的模拟操作，1人扮演老年人，1人扮演老年人家属，1人进行模拟操作。完成后再交换角色实践练习。				
实践心得体会					
反思与改进					
教师评价					

模块 3：认知功能促进

【模块描述】

　　失智症是指各种原因导致的认知障碍，可以是可逆性的，也可以是不可逆性的。失智老年人因脑部损伤或其他疾病而发生认知功能渐进性退化，逐渐丧失基本工作和日常自理能力，这导致该类老年人群的心理和生活负担增加，同时也给家属和照料者带来身体、情感方面的沉重压力。认知功能促进是指通过设计并实施可以刺激脑部功能的任务和指令，达到改善失智老年人认知功能的目的。照护人员可引导失智老年人进行记忆力、定向力、计算力、注意力等认知功能训练，激发其参与活动的兴趣，延缓认知功能的进行性恶化。

【学习目标】

掌握

（1）记忆力的训练方法。

（2）定向力的训练方法。

（3）计算力的训练方法。

（4）感知力的训练方法。

（5）注意力的训练方法。

（6）日常生活活动能力的训练方法。

熟悉

（1）记忆力的内涵。

（2）定向力的内涵。

（3）计算力的内涵。

（4）感知力的内涵。

（5）注意力的内涵。

（6）日常生活活动能力的内涵。

了解

（1）记忆力的退化。

（2）定向力的退化。

（3）计算力的退化。

（4）感知力的退化。

（5）注意力的退化。

（6）日常生活活动能力的退化。

教学视频

技能 3
记忆力训练（SZ-3）

【技能目标】

知识目标

（1）掌握记忆力的训练方法。

（2）熟悉记忆力的内涵。

（3）了解记忆力的退化。

能力目标

（1）能够运用倾听、陪伴的方式，缓解失智老年人的不良情绪。

（2）能够运用复述等训练方法，提高失智老年人的记忆力。

素质目标

（1）在训练和照护中，树立正确的照护理念。

（2）能够接纳失智老年人的不良情绪和异常行为，包括语言、肢体行为和情感。

（3）能够与失智老年人进行有效的沟通交流。

（4）在训练和照护中，与医护人员、社会工作者形成良好的默契，具有团队合作意识。

（5）有效利用专业技能，提高失智老年人参与活动的积极性，减轻老年人及其照料者的心理压力。

【相关知识】

一、基本概念

1. 记忆力

记忆力是个体对过去的感受、经验和发生的事情的感知能力，而记忆是一种智力活动，表现为一种经过或过程，是一种动态呈现。记忆 ≠ 记忆力。

记忆的分类方法有很多，根据记忆过程中信息保持的时间长短不同，记忆可分为瞬时记忆、短时记忆、长时记忆和永久记忆。

记忆力减退是失智老年人的首要和主要症状，千万不要忽略这个最常见而且是疾病早期就可能出现的重要信号。多数情况下，记忆力减退表现为对自己说过的话、做过的事完全忘记，也无法记住记忆测试中的物品，甚至忘记自己曾经做过测试。失智症的记忆力减退与老化造成的记忆力衰退有很大的不同，后者可能只是突然忘记某事，但事后会想起来。

失智症的记忆力减退是渐进性的，早期或轻度时首先出现近期记忆减退，常将日常所做的事和常用的一些物品遗忘。随着病情的发展，可出现远期记忆减退，即对发生已久的事情和人物的遗忘，有部分患者外出后找不到回家的路。如果不进行有针对性的干预与训练，病情进一步恶化，表现为在家中找不到自己的房间，还可出现失语、失用、失认等症状。

2. 复述

复述是指个体通过言语重复以前识记过的材料，巩固记忆的心理操作过程。它是短时记忆信息存储的有效方法，可以防止短时记忆中的信息受到无关刺激的干扰而发生遗忘。经过复述，学习材料才得以保持在短时记忆中，并向长时记忆转移。

二、常用方法

记忆力的训练方法包括瞬时记忆训练、短时记忆训练、长时记忆训练等。

1. 瞬时记忆训练

瞬时记忆训练最常用的方法就是复述法，即念一串不规则的数字，从三位数起，每次增加一位数，如 615，3258，84510，964572……念完后立即让老年人复述，直至其不能复述为止。

2. 短时记忆训练

（1）物品刺激法：给老年人看几件物品，令其记忆，如钢笔、手机、香蕉、脸盆、茶杯、电视遥控器等。物品数量可由少到多，逐渐增加，然后请老年人回忆刚才看过的东西。观看的时间可由长到短，然后马上收起来，请老年人回忆刚才看到了什么东西。随后，可以逐渐增加难度，比如在给老年人看过东西后，要求其按观看顺序讲出来。

（2）图片刺激法：将老年人熟悉的环境做成图片作为刺激物，如一日三餐。可在进食后询问"咱们刚刚吃了什么？"，或呈现照片后令其回忆照片里出现的食物，在30分钟、1小时、2小时、4小时后再次追问。随着老年人正确率的提高，可逐渐减少图片的呈现时间，增加图片的数量，延长追问的间隔时间。

3. 长时记忆训练

长时记忆训练是指让老年人回忆最近来访的亲戚朋友的姓名、外貌特征等，或最近一段时间观看过的电视内容，以及其他发生的事情。

三、注意事项

（1）训练时需要关注老年人因记忆失败而产生的焦虑情绪。

（2）为了减轻记忆负荷，需要调整老年人的居住环境，包括物品摆放在固定位置，简化环境，安置醒目的标志等。

（3）在居住环境调整前，应充分与老年人沟通，了解其生活习惯。

【技能导入】

李奶奶，82岁，居住于养老机构，医院诊断为重度阿尔茨海默病。患病初期表现为健忘，经常丢三落四，出门忘记锁门，买菜忘记带钱包等，但是通过家人提醒可以改善，而后症状逐渐加重。

【技能分析】

一、主要健康问题

记忆力障碍：健忘，经常丢三落四，出门忘记锁门，买菜忘记带钱包。

二、制订照护方案

针对李奶奶的症状表现，为其制订个性化的认知训练方案，如瞬时记忆训练（复述法）。

三、主要训练目标

复述法：引导失智老年人复述不同排列组合的数字，增强失智老年人对数字的认识，提高其瞬时记忆，有效扩充失智老年人的短时记忆储存。

【技能实施】

一、操作流程

记忆力训练的操作流程如图 3-3-1 所示。

二、操作注意事项

（1）训练前应熟悉老年人的行为习惯，根据老年人的认知程度、兴趣爱好、职业特征等，为其制订训练方案。

（2）训练前应评估老年人的身体情况、情绪状态和意愿，无意愿者不可强迫。训练过程中，若老年人丧失兴趣，可先中断，观察 2~3 分钟，如仍不配合，可终止。

（3）若老年人脾气不好，应提前设计沟通交流方式，取得老年人的配合。

（4）训练过程中可适当增加难度以刺激老年人的记忆力，但要避免老年人因训练难度过大而产生焦虑情绪。

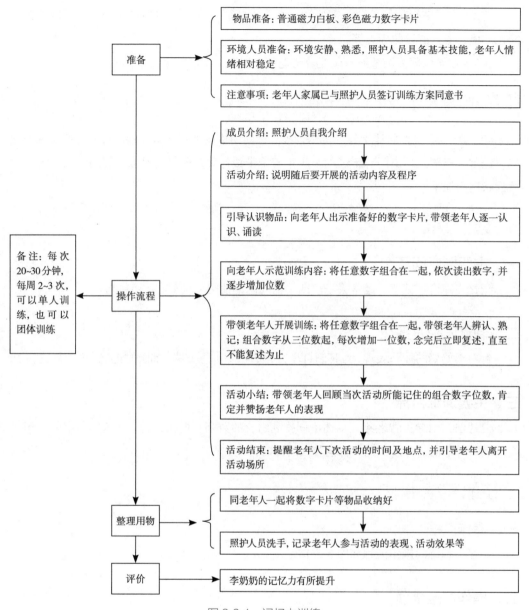

图 3-3-1 记忆力训练

【实践思考】

（1）面对脾气不好的阿尔茨海默病老年人，如其不予配合，你应当如何处理？

（2）对记忆力减退的老年人进行记忆力训练时，你应当如何更好地实施人文关怀？

【技能工单】

技能名称	记忆力训练	学时		培训对象	
学生姓名		联系电话		操作成绩	
操作设备		操作时间		操作地点	
技能目的	1. 掌握记忆力的训练方法。 2. 能够运用复述等训练方法，提高失智老年人的记忆力。 3. 能够接纳失智老年人的不良情绪和异常行为，包括语言、肢体行为和情感。 4. 能够与失智老年人进行有效的沟通交流。 5. 在训练和照护中，与医护人员、社会工作者形成良好的默契，具有团队合作意识。				
技能实施	准备	1. 2. 3.			
	操作流程	1. 2. 3. 4. 5. 6. 7.			
	整理用物	1. 2.			
	评价				
教师评价					

【活页笔记】

技能名称	记忆力训练	姓名		学号	
实践要求	结合技能实施流程，开展实践练习。3人进行记忆力训练的模拟操作，1人扮演老年人，1人扮演老年人家属，1人进行模拟操作。完成后再交换角色实践练习。				
实践心得体会					
反思与改进					
教师评价					

教学视频

技能 4
定向力训练（SZ-4）

【技能目标】

知识目标

（1）掌握定向力的训练方法。

（2）熟悉定向力的内涵。

（3）了解定向力的退化。

能力目标

（1）能够运用倾听、陪伴的方式，缓解失智老年人的不良情绪。

（2）能够运用改善功能的作业练习等训练方法，提高失智老年人的定向力。

素质目标

（1）在训练和照护中，树立正确的照护理念。

（2）能够接纳失智老年人的不良情绪和异常行为，包括语言、肢体行为和情感。

（3）能够与失智老年人进行有效的沟通交流。

（4）在训练和照护中，与医护人员、社会工作者形成良好的默契，具有团队合作意识。

（5）有效利用专业技能，提高失智老年人参与活动的积极性，减轻老年人及其照料者的心理压力。

【相关知识】

一、基本概念

1. 定向力

定向力是指个体对时间、地点、人物以及自身状态的认识能力。对时间、地点和人物的认识称为周围定向，对自身状态的认识称为自我定向。

2. 定向力障碍

失智老年人大多存在定向力障碍，即对时间、地点、人物以及自身状态的认识能力表失或认识错误。常见情况如下：

（1）时间定向障碍：患者无法区分特定时间，如年月日、白天或晚上、上午或下午等。

（2）地点定向障碍：患者无法判断自己所处的地点，如所在城市的名称、身处医院还是家里等。

（3）人物定向障碍：患者无法正确认识周围人物，如姓名、身份、与自己的关系等。

（4）自我定向障碍：患者无法正确认识自己的姓名、性别、年龄、职业等。

二、常用训练方法

应根据定向力障碍类型的不同，选择对应的训练方法。

1. 时间定向训练

（1）个人环境提示：将失智老年人的穿着或随身携带物品作为提示物，用来提示重要的时间或任务。

（2）邻近环境提示：运用外部记忆手段或房间小物品的摆放变化来促进记忆和时间定向信息，比如日历、名片、钟表、闹钟、标签等。

2. 地点定向训练

（1）改善功能的作业练习：反复练习从一个指定地点到另一个指定地点。通过口头提示，引导老年人从一个地点到另一个地点，从简短路线逐渐过渡到复杂路线。地图相关训练：先嘱咐并鼓励老年人在地图上找出自己的家庭住址及现在所处位置，再让老年人在地图上用笔将两个地点连线，反复练习。

（2）功能适应性训练：增设路标，用标记物（如图片、文字或物品等）标出路线，待老年人熟悉后逐渐减少或减小标记物，最终使老年人不再依赖标记物。

三、注意事项

（1）训练时需要关注老年人因定向力训练失败而产生的焦虑情绪。

（2）对于有定向力障碍的失智老年人，应安排专人陪护，片刻不离身，防止老年人单独外出，避免发生走失等意外事件；或让老年人随身携带写有姓名、住址和联系电话的卡片。

（3）在做定向力训练前，应充分了解老年人的定向力障碍类型和生活习惯，便于选择合适的训练方法。

（4）床位不要轻易更换，尽量保持原状。

【技能导入】

赵奶奶，82岁，居住于养老机构，医院诊断为重度阿尔茨海默病。目前主要表现为不清楚自己住在哪里，忘记自己的姓名和年龄，不知道曾经工作单位的名称，忘记家人名字，偶尔有反复询问的行为，无法准确判断物品的位置。

【技能分析】

一、主要健康问题

（1）地点定向障碍：不清楚自己住在哪里。

（2）人物定向障碍：忘记家人名字。

（3）自我定向障碍：忘记自己的姓名和年龄，不知道曾经工作单位名称。

二、制订照护方案

针对赵奶奶的定向力障碍，为其制订个性化的定向力训练方案，如改善功能的作业练习、功能适应性训练等。

三、主要训练目标

定向力训练：引导赵奶奶通过重复完成某些特定性指令而提高其定向力。

【技能实施】

一、操作流程

定向力训练的操作流程如图3-4-1所示。

二、操作注意事项

（1）在训练前，主动向老年人介绍周围环境和照护人员等，消除陌生感。

（2）与老年人交谈时称呼要尊敬，讲话慢而清楚，多提醒当前所处的地点。

（3）在周围环境摆放老年人熟悉的东西，鼓励其多看日历和钟表。

（4）老年人外出时应有人陪同，防止其走失。

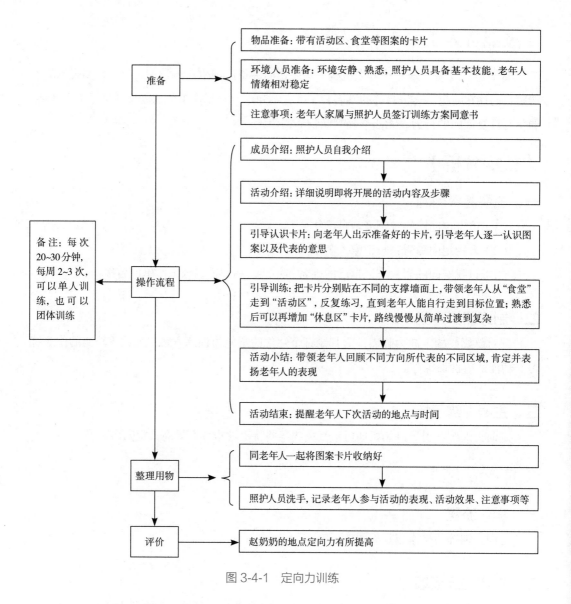

图 3-4-1　定向力训练

【实践思考】

（1）面对有地点定向障碍的失智老年人，在周围环境条件不佳时，你应当如何进行训练？

（2）定向力障碍的常见类型有哪几种？请简单描述。

【技能工单】

技能名称	定向力训练	学时		培训对象	
学生姓名		联系电话		操作成绩	
操作设备		操作时间		操作地点	
技能目的	1. 掌握定向力的训练方法。 2. 能够运用改善功能的作业练习等训练方法，提高失智老年人的定向力。 3. 能够接纳失智老年人的不良情绪和异常行为，包括语言、肢体行为和情感。 4. 能够与失智老年人进行有效的沟通交流。 5. 在训练和照护中，与医护人员、社会工作者形成良好的默契，具有团队合作意识。				
技能实施	准备	1. 2. 3.			
	操作流程	1. 2. 3. 4. 5. 6. 7.			
	整理用物	1. 2.			
	评价				
教师评价					

【活页笔记】

技能名称	定向力训练	姓名		学号	
实践要求	结合技能实施流程，开展实践练习。3人进行定向力训练的模拟操作，1人扮演老年人，1人扮演老年人家属，1人进行模拟操作。完成后再交换角色实践练习。				
实践心得体会					
反思与改进					
教师评价					

教学视频

技能 5
计算力训练（SZ-5）

【技能目标】

知识目标

（1）掌握计算力的训练方法。

（2）熟悉计算力的内涵。

（3）了解计算力的退化。

能力目标

（1）能够运用倾听、陪伴的方式，缓解失智老年人的不良情绪。

（2）能够运用数字再认等训练方法，提高失智老年人的计算力。

素质目标

（1）在训练和照护中，树立正确的照护理念。

（2）能够接纳失智老年人的不良情绪和异常行为，包括语言、肢体行为和情感。

（3）能够与失智老年人进行有效的沟通交流。

（4）在训练和照护中，与医护人员、社会工作者形成良好的默契，具有团队合作意识。

（5）有效利用专业技能，提高失智老年人参与活动的积极性，减轻老年人及其照料者的心理压力。

【相关知识】

一、基本概念

1. 计算力

计算力是认知的一种基本能力。

2. 数字认知障碍

数字认知障碍，又称"数字失认"或"数字记忆障碍症"，是失智症的一种表现，具体表现为明显的数字认知能力减退和计算能力减退。

（1）数字认知能力减退：需要考察失智老年人的数字瞬时记忆能力，即让老年人注视屏幕上出现的数字，在数字消失后用小键盘打出刚刚出现的数字。当存在较为明显的数字认知障碍时，老年人往往无法在较短时间内重复刚刚出现的数字。

（2）计算能力减退：需要考察失智老年人的数字记忆能力、数字记忆广度和计算能力，即要求老年人在完成2个一位数加减的同时记住答案，并在完成计算题后将各题答案按顺序用数字键回答出来。从1道题开始，累计2次算错或记错则终止测试。当存在严重的数字认知障碍时，老年人会出现数字记忆广度明显降低，计算能力减退等情况。

二、常用训练方法

1. 数字再认

数字再认是指向失智老年人展示写有不同数字和加减符号的卡片，反复教导老年人感知不同数字代表的数量。

2. 练习数数

练习数数是指在日常生活中引导失智老年人对不同物品进行数数，反复数数过程中，通过增加或减少物品数量，刺激老年人对加减的认知和敏感性。

三、注意事项

（1）训练时需要关注老年人因计算力训练失败而产生的焦虑情绪。

（2）对于数字认知障碍的老年人，可在其房间准备写有数字和加减符号的卡片，让老年人反复练习朗读。

【技能导入】

李爷爷，82岁。半年前脑梗死，最近出现一些数字认知障碍的症状，如认识室内摆放的物品及家具，但不认识物品及家具上标印的数字，更不能完成数字的计算。

【技能分析】

一、主要健康问题

（1）数字认知障碍：不认识数字，不能进行数字的计算。

（2）日常生活活动能力下降：不能独立生活。

二、制定照护方案

针对李爷爷的数字认知障碍，为其制定个性化的计算力训练方案，如数字再认、练习数数等。

三、主要训练目标

反复进行数字再认训练，提高老年人对数字的认知和计算力。

【技能实施】

一、操作流程

计算力训练的操作流程如图 3-5-1 所示。

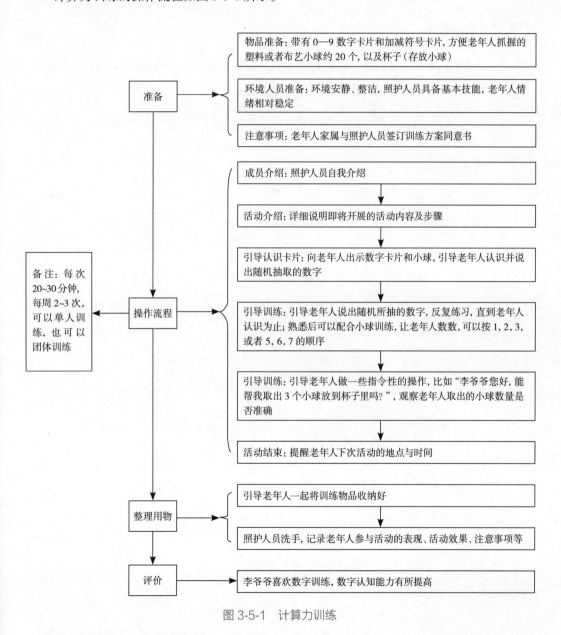

图 3-5-1　计算力训练

二、操作注意事项

（1）训练前主动向老年人介绍周围环境和照护人员等，消除陌生感。

（2）训练前应评估、掌握老年人的情况，初步确定数字认知障碍的程度。

（3）训练中要随时关注老年人的情绪变化。

（4）数字再认训练方法简单，容易引起老年人的兴趣，建议每天坚持训练，延缓认知障碍。

【实践思考】

（1）在条件不佳的情况下，如何对数字认知障碍的老年人进行简单而有效的训练？

（2）计算力的训练方法有哪几种？请简单描述。

【技能工单】

技能名称	计算力训练	学时		培训对象	
学生姓名		联系电话		操作成绩	
操作设备		操作时间		操作地点	

技能目的	1. 掌握计算力的训练方法。 2. 能够运用数字再认等训练方法,提高失智老年人的计算力。 3. 能够接纳失智老年人的不良情绪和异常行为,包括语言、肢体行为和情感。 4. 能够与失智老年人进行有效的沟通交流。 5. 在训练和照护中,与医护人员、社会工作者形成良好的默契,具有团队合作意识。

技能实施	准备	1. 2. 3.
	操作流程	1. 2. 3. 4. 5. 6. 7.
	整理用物	1. 2.
	评价	

教师评价	

【活页笔记】

技能名称	计算力训练	姓名		学号	
实践要求	结合技能实施流程，开展实践练习。3人进行计算力训练的模拟操作，1人扮演老年人，1人扮演老年人家属，1人进行模拟操作。完成后再交换角色实践练习。				
实践心得体会					
反思与改进					
教师评价					

教学视频

技能6
感知力训练（SZ-6）

【技能目标】

知识目标

（1）掌握感知力的训练方法。

（2）熟悉感知力的内涵。

（3）了解感知力的退化。

能力目标

（1）能够运用倾听、陪伴的方式，缓解失智老年人的不良情绪。

（2）能够运用刺激感觉等训练方法，提高失智老年人的感知功能。

素质目标

（1）在训练和照护中，树立正确的照护理念。

（2）能够接纳失智老年人的不良情绪和异常行为，包括语言、肢体行为和情感。

（3）能够与失智老年人进行有效的沟通交流。

（4）在训练和照护中，与医护人员、社会工作者形成良好的默契，具有团队合作意识。

（5）有效利用专业技能，提高失智老年人参与活动的积极性，减轻老年人及其照料者的心理压力。

【相关知识】

一、基本概念

1. 感觉

感觉是指通过感官获得的对光、色、声、味、力、冷、热、痛等的感觉。感觉器官对刺激有最低阈限，即能感受到的最小刺激。

感觉是人脑对作用于感觉器官的客观事物的个别属性的反映。

2. 知觉

知觉是指在大脑中对感觉刺激所提供的信息进行阐释的过程。知觉是在充分考虑了个体的期望、先前经历和文化的基础上，对感觉信息进行综合并赋予其意义。

知觉是人脑对作用于感觉器官的客观事物的整体属性的反映。

然而，感觉和知觉并不是泾渭分明的，因为感觉有时也会受到先前经历的影响。

3. 感知能力

感知能力，也称"感知力"或"感受力"，是作为生物特别是人所独有的特性，取决于感官对刺激的敏感程度和知觉对刺激的判断。

4. 表象

表象是指过去感知过的事物形象在头脑中再现的过程。表象不如知觉完整、稳定、鲜明。

5. 感知力障碍

感知力障碍一般可分为3大类。

（1）视觉感知失调：①空间关系失调：对前、后、左、右等概念难以理解。②物体识别失调：对形状、大小、颜色等难以辨别。③主客体关系失调：对前景、背景分辨出现困难。④深度感知失调：深度感知出现困难而影响驾驶甚至走路。

（2）失认症：是指失智老年人由于脑部功能受损，不能认识经由某一感觉（如视觉、听觉、触觉）获得的信息，从而丧失正确的分析和识别能力，包括视觉失认症、听觉失认症、触觉失认症、躯体失认症等。

（3）失用症：也称"运用障碍"，是指脑损伤后大脑高级部位功能失调，表现为不存在瘫痪或深感觉障碍的情况下肢体的运用障碍。患者意识清醒，对所要求完成的动作能充分理解，却不能执行，不能完成原先早已掌握的、病前能完成的、有目的性的技巧动作。

6. 常见感知力障碍类型

常见感知力障碍类型如表3-6-1所示。

表3-6-1　常见感知力障碍类型

感知力障碍名称	受损日常活动
物件失认症	在衣袋里寻找物品
身体失认症	穿衣服、洗澡
手指失认症	精细运动
结构性失用症	穿衣服、梳洗
意念（运动）性失用症	学习新技巧
穿衣失用症	穿衣服
空间关系失调	穿衣服、梳洗
主客体关系失调	在周围环境寻找物品

感知力障碍名称	受损日常活动
物体识别失调	错误辨认物品
深度感知失调	移位、上下楼梯
左右混淆	穿衣服

二、训练原则和方法

感知力障碍分类较广，常见表现为失认症（半侧空间失认、疾病失认、视觉失认、身体失认等）和失用症（结构失用、运动失用、穿衣失用、意念和意念运动性失用等）。训练前需要评估老年人的感知力障碍类型及程度，有针对性地制订训练方案。

（一）失认症的训练方法

根据失认症的类型不同，进行不同的训练，以加强失智老年人感觉的输入。限于篇幅，以下仅介绍视觉、听觉和触觉失认训练。

1. 视觉失认训练

（1）物品失认：让老年人对常用、必须、功能特定的物品进行反复辨认并说出名称，如梳子、水杯等。

（2）面孔失认：让老年人反复看家人的照片，然后混入其他照片，进行辨认，再从不同场景、不同角度寻找熟悉的人。

2. 听觉失认训练

（1）反复进行听声指物练习。

（2）用其他感觉代偿，如在门铃上加闪灯。

3. 触觉失认训练

触觉失认训练时，照护人员可先画人体轮廓图或用人体模型让失智老年人熟悉人体的各部位及名称，再让老年人进行拼图；还可刺激老年人身体某一部位，引导其说出名字，或让老年人根据听到的部位名称指出自己的身体部位。反复练习，直到熟悉为止。

（二）失用症的训练原则

（1）先分解动作，熟练后再逐步把分解动作组合起来。

（2）针对难度较大的运动分解动作，需要强化练习。

（3）先做粗大运动，再逐步过渡到精细运动。

三、注意事项

（1）一般感知力障碍的康复程度参差不齐，部分感知功能会随时间逐步改善，如左右混淆等。

（2）大部分感知力障碍是永久性的，因此训练时需要关注老年人因训练效果不好而产生的焦虑情绪。

（3）鼓励失智老年人加强练习，克服受损功能，学会运用其他感觉代偿受损功能。

（4）照护人员可使用柔和、缓慢、简单的口令指导患者，也可利用触觉、视觉和深感觉暗示患者。

（5）应尽可能在真实生活环境中训练。

【技能导入】

王奶奶，76岁，半年前缓慢进展性出现穿衣服时间延长，每次穿衣服需要想很久才能穿在身上，经常不自主地在衣服口袋里找东西，无法使用简单电器（如开 / 关电视）。

【技能分析】

一、主要健康问题

（1）感知力障碍（失认症 + 失用症）：不能独立穿衣服，经常不自主地在衣服口袋里找东西，无法使用简单电器。

（2）日常生活活动能力下降：不能独立生活。

二、制订照护方案

针对王奶奶的感知力障碍，为其制订个性化的感知力训练方案，如穿衣服训练等。

三、主要训练目标

（1）通过反复刺激、强化不同感觉，加强王奶奶的感知力。

（2）运用其他感觉代偿受损功能。

【技能实施】

一、操作流程

感知力训练的操作流程如图 3-6-1 所示。

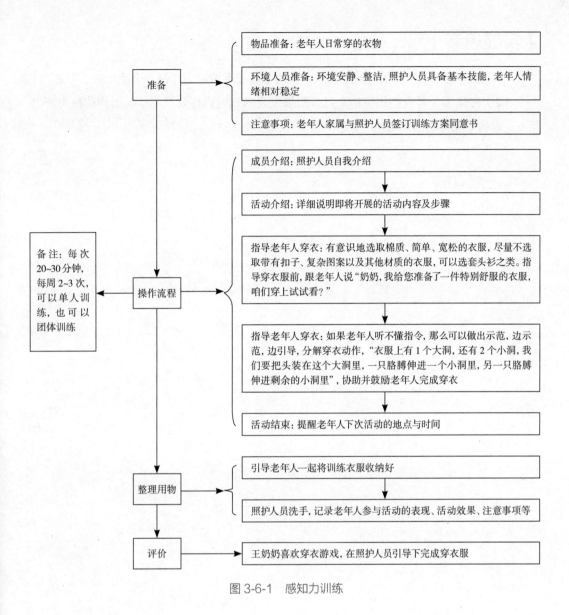

图 3-6-1　感知力训练

二、操作注意事项

（1）训练前主动向老年人介绍周围环境和照护人员等，消除陌生感。

（2）训练前应评估、掌握老年人的情况，初步确定感知力障碍的类型和程度。

（3）训练中要随时关注老年人的情绪变化。

（4）感知力训练需要坚持才能见效。照护人员可尝试以不同的游戏形式进行训练，激发失智老年人的参与兴趣。

【实践思考】

（1）面对感知力下降的失智老年人，如何准确而有效地为其制订个性化训练方案？

（2）你作为一名合格的照护人员，如果发现感知力训练效果不佳，如何调整失智老年人、家属以及自己的情绪？

【技能工单】

技能名称	感知力训练	学时		培训对象	
学生姓名		联系电话		操作成绩	
操作设备		操作时间		操作地点	

技能目的	1. 掌握感知力的训练方法。 2. 能够运用刺激感觉等训练方法, 提高失智老年人的感知力。 3. 能够接纳失智老年人的不良情绪和异常行为, 包括语言、肢体行为和情感。 4. 能够与失智老年人进行有效的沟通交流。 5. 在训练和照护中, 与医护人员、社会工作者形成良好的默契, 具有团队合作意识。

技能实施	准备	1. 2. 3.
	操作流程	1. 2. 3. 4. 5. 6. 7.
	整理用物	1. 2.
	评价	

教师评价	

【活页笔记】

技能名称	感知力训练	姓名		学号	
实践要求	结合技能实施流程，开展实践练习。3人进行感知力训练的模拟操作，1人扮演老年人，1人扮演老年人家属，1人进行模拟操作。完成后再交换角色实践练习。				
实践心得体会					
反思与改进					
教师评价					

教学视频

技能 7
注意力训练（SZ-7）

【技能目标】

知识目标

（1）掌握注意力的训练方法。

（2）熟悉注意力的内涵。

（3）了解注意力的退化。

能力目标

（1）能够运用倾听、陪伴的方式，缓解失智老年人的不良情绪。

（2）能够运用冥想等训练方法，提高失智老年人的注意力。

素质目标

（1）在训练和照护中，树立正确的照护理念。

（2）能够接纳失智老年人的不良情绪和异常行为，包括语言、肢体行为和情感。

（3）能够与失智老年人进行有效的沟通交流。

（4）在训练和照护中，与医护人员、社会工作者形成良好的默契，具有团队合作意识。

（5）有效利用专业技能，提高失智老年人参与活动的积极性，减轻老年人及其照料者的心理压力。

【相关知识】

一、基本概念

1. 注意

注意是心理活动对一定对象的指向和集中，是伴随着感知觉、记忆、思维、想象等心理过程的一种共同的心理特征。注意有两个基本特征：指向性（表现为对出现在同一时间的许多刺激的选择）和集中性（表现为对干扰刺激的抑制）。

2. 注意力

注意力是指人的心理活动指向和集中于某种事物的能力，通俗地讲，是视觉、听觉、触觉、嗅觉和味觉五大信息通道对客观事物的关注能力。

注意力是记忆力的基础，记忆力是注意力的结果。没有良好的注意力就没有良好的记忆力，良好的记忆力是建立在良好的注意力基础上的。

3. 注意力的特征

（1）注意的稳定性：指个体在一定时间内比较稳定地把注意集中于某一特定的对象或活动的能力。

（2）注意的广度：指个体对于所注意的事物在一瞬间内清楚地觉察或认识的对象的数量。

（3）注意的分配性：指将注意分配到两个甚至更多任务中，并良好地协调处理。例如，学生边听讲边做笔记，大人边炒菜边听新闻。

（4）注意的转移性：指个体能够主动地、有目的地及时将注意从一个对象或活动调整到另一个对象或活动。注意转移的速度是思维灵活性的体现，也是快速加工信息形成判断的基本保证。

二、训练方法

1. 冥想训练

冥想训练是指每天入睡与晨起时冥想 5 分钟，安静放松平躺，缓慢地深吸气，想象温暖阳光穿过全身，努力协调呼吸，感觉舒畅。

2. 舒尔特方格训练

舒尔特方格是在一张方形卡片上画 25 个 1 cm×1 cm 的方格，格子内填写阿拉伯数字 1—25，数字顺序打乱。训练时，要求老年人用手指按 1—25 的顺序依次指出数字位置，同时诵读出声。

3. 复述法

复述法参阅模块 3 的技能 3。

4. 寻物游戏法

寻物游戏法是指将各种生活用品放在一起，照护人员说出用品名称，让老年人找出，根据其反应能力，可适当增加生活用品数量或加快语速，反复训练多次。

三、注意事项

（1）训练前，通过与老年人交流，初步从视觉和听觉两方面评估老年人注意力障碍类型和程度。

（2）老年人由于注意力下降，听取并执行指令的能力较差，因此训练时需要关注其因注意力训练失败而产生的焦虑情绪。

（3）训练前，照护人员应为失智老年人选择合适的注意力训练方法，言语要温和，多用鼓励的语气，与家属及医护人员形成良好的团队合作关系。

【技能导入】

陈奶奶，62岁，退休3年前被诊断为阿尔茨海默病早期，生活相对能够自理。近几年缓慢出现记忆力下降，注意力不集中，每次和人交流时，容易分心，随时会被周围的声音打断。

【技能分析】

一、主要健康问题

注意力障碍：注意力不集中，每次和人交流时，容易分心，随时会被周围的声音打断。

二、制订照护方案

针对陈奶奶的注意力障碍，为其制订个性化的注意力训练方案，如寻物游戏法等。

三、主要训练目标

反复多次训练，提高陈奶奶的注意力。

【技能实施】

一、操作流程

注意力训练的操作流程如图3-7-1所示。

二、操作注意事项

（1）训练前主动向老年人介绍周围环境和照护人员等，消除陌生感。

（2）训练前应评估、掌握老年人的情况，初步确定注意力障碍的类型及程度。

（3）训练中要随时关注老年人的情绪变化。

（4）注意力训练需要坚持才能见效。照护人员可尝试以不同的游戏形式进行训练，激发失智老年人的参与兴趣。

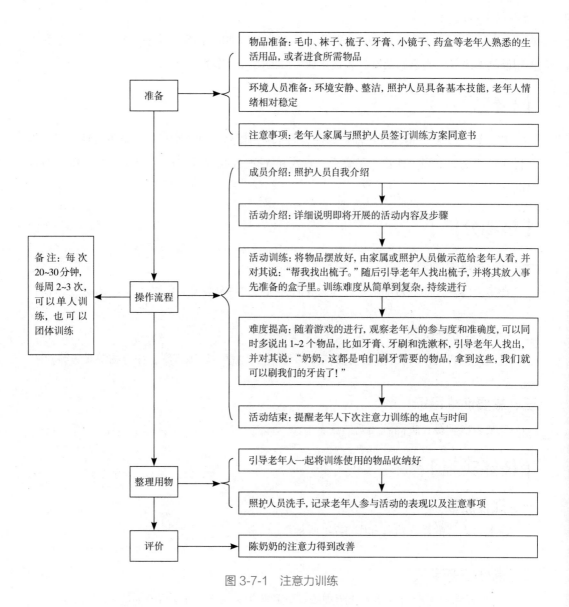

图 3-7-1 注意力训练

【实践思考】

（1）失智老年人的认知障碍包括记忆力、注意力和感知力等的下降，这几个方面的表现经常错综复杂，交织在一起，互相影响。例如，注意力、感知力下降的老年人往往记忆力不好。因此在实际应用中，应避免机械式分类，要根据老年人的情况制订个性化训练方案。不过，上述几种认知障碍各有侧重，试问他们各自的侧重点是什么？请简要描述。

（2）注意力的训练方法有哪些？

【技能工单】

技能名称	注意力训练	学时		培训对象	
学生姓名		联系电话		操作成绩	
操作设备		操作时间		操作地点	
技能目的	1. 掌握注意力的训练方法。 2. 能够运用冥想等训练方法,提高失智老年人的注意力。 3. 能够接纳失智老年人的不良情绪和异常行为,包括语言、肢体行为和情感。 4. 能够与失智老年人进行有效的沟通交流。 5. 在训练和照护中,与医护人员、社会工作者形成良好的默契,具有团队合作意识。				
技能实施	准备	1. 2. 3.			
	操作流程	1. 2. 3. 4. 5. 6. 7.			
	整理用物	1. 2.			
	评价				
教师评价					

【活页笔记】

技能名称	注意力训练	姓名		学号	
实践要求	结合技能实施流程，开展实践练习。3人进行注意力训练的模拟操作，1人扮演老年人，1人扮演老年人家属，1人进行模拟操作。完成后再交换角色实践练习。				
实践心得体会					
反思与改进					
教师评价					

技能 8
日常生活活动能力训练（SZ-8）

【技能目标】

知识目标

（1）掌握日常生活活动能力的训练方法。

（2）熟悉日常生活活动能力的内涵。

（3）了解日常生活活动能力的退化。

能力目标

（1）能够运用倾听、陪伴的方式，缓解失智老年人的不良情绪。

（2）能够运用进食训练等训练方法，提高失智老年人的日常生活活动能力。

素质目标

（1）在训练和照护中，树立正确的照护理念。

（2）能够接纳失智老年人的不良情绪和异常行为，包括语言、肢体行为和情感。

（3）能够与失智老年人进行有效的沟通交流。

（4）在训练和照护中，与医护人员、社会工作者形成良好的默契，具有团队合作意识。

（5）有效利用专业技能，提高失智老年人参与活动的积极性，减轻老年人及其照料者的心理压力。

【相关知识】

一、基本概念

1. 日常生活活动

日常生活活动（activity of daily living，ADL）是指人类为了独立生活而每天或每隔几天必须反复进行的最基本、最有共同性的动作群。狭义上包括进餐、穿衣、洗澡、大小便控制和行走等基本的动作与技巧。广义上是指除基本日常生活活动外，在家庭、社交、经济和职业等方面合理安排自己生活方式的能力，包括基本日常生活活动和应用性日常生活活动。

2. 基本日常生活活动

基本日常生活活动（basic activity of daily living，BADL）是指人类在生活中最基本的、共同的、每天反复进行的自理活动，即满足日常生活中衣食住行和个人卫生所需要的一系列基本活动，如家中移动、饮食、穿衣、洗澡、基本交流等。

3. 应用性日常生活活动

应用性日常生活活动（instrumental activity of daily living，IADL）是指除自理活动外，与物质环境和社会环境相互作用才能完成的较高级的关键性活动，常需要借助一些工具才能完成，如家居管理、使用交通工具、购买生活用品、阅读报纸等。

二、日常生活活动能力评定方法

日常生活活动能力评定量表如表 3-8-1 所示。

表 3-8-1　日常生活活动能力评定量表

日常生活活动	完全独立	需要部分帮助	需要极大帮助	完全依赖	初次评定	再次评定
进餐	10	5	0	—		
洗澡	5	0	—	—		
修饰（洗脸、刷牙、刮脸、梳头）	5	0	—	—		
穿衣(穿脱衣服/鞋袜、系鞋带/扣子、拉拉链)	10	5	0	—		
可控制大便	10	5	0	—		
可控制小便	10	5	0	—		
如厕（擦净、整理衣裤、冲厕所）	10	5	0	—		
床椅转移	15	10	5	0		
平地行走 45 m	15	10	5	0		
上下楼梯	10	5	0	—		

评分结果可分为 4 个等级：
0 级 = 生活自理: 100 分, 日常生活活动能力良好, 不需要他人帮助;
Ⅰ级 = 轻度功能障碍: 61~99 分, 能独立完成部分日常生活活动, 但需要一定帮助;
Ⅱ级 = 中度功能障碍: 41~60 分, 需要极大帮助才能完成日常生活活动;
Ⅲ级 = 重度功能障碍: ≤ 40 分, 不能完成大部分日常生活活动, 或完全需要人照料

评估结果:
初次 ADL 分值为_____分, 属于_____级; 训练后 ADL 分值为_____分, 属于_____级

三、训练方法

（一）自我照顾训练

1. 进食训练

坐位进食是正常情况，一旦老年人被允许坐位，就应该使其恢复坐位进食。

（1）借助设备维持进食的正确体位：头中立位，稍前屈，躯干直立，髋关节屈曲90°，双脚着地。

（2）进食时，患侧上肢应外展位平放在餐桌上，健侧手进食。

（3）患（利）交换训练：当患侧手有部分功能恢复时，应进行患侧手进食训练。

2. 洗漱训练

（1）当老年人有一定的站立平衡能力时，在保证老年人的安全前提下，鼓励其站立完成洗漱。

（2）站立洗漱时，应将患侧上肢伸直支撑于墙面，还可将健侧前臂抬到较高的平面以缩短上肢移动的距离。切忌将患侧上肢下垂或屈曲胸前。

（3）使用简易、方便操作的洗手液、牙刷、梳子等。

3. 穿衣训练

（1）如果老年人能坐稳，即可对其进行穿脱衣服的训练。老年人可坐在有靠背的椅子或者床边，靠身体的平衡能力完成穿脱。

（2）穿衣原则：先患侧后健侧。

（3）脱衣原则：先健侧后患侧。

（二）转移活动训练

1. 卧坐转移

（1）健侧卧位坐起：先从平卧位翻身向健侧卧位。用健腿足背勾住患腿带动患腿尽可能远离床位，然后分开双腿，抬起健侧肩膀，健侧上肢屈肘，前臂旋前，肘及手部支撑身体坐起。调整坐位姿势，整理衣物，保持坐位平衡。

（2）患侧卧位坐起：先从仰卧位转向患侧卧位。用健腿足背勾住患腿带动患腿尽可能远离床位，然后分开双腿，用健手撑住患侧肩膀下的床面，通过伸直健侧上肢把肩和身体从患侧撑起，健侧躯干肌肉收缩，同时双下肢做钟摆样下压，协同躯干做到直立位。调整坐位姿势，整理衣物，保持坐位平衡。

2. 坐站转移

（1）首先屈曲躯干和髋部，使身体重心前移。手臂交叉置于胸前，或双手十指交叉前举，或双手置于椅子扶手上（注意：不能用手支撑来代替身体重心前移）。将注意力集中在眼前目标上，从而在身体前倾过程中增加躯干伸肌力量，改善姿势对线能力。

（2）当患者转移进入伸展相时，照护人员应重点指引患者做髋膝关节伸肌运动，从而使患者直立。触觉和深感觉的提示可以促进患者伸肌的收缩。从站到坐的过程中，肌肉通过离心收缩，控制身体重心向后下方移动。

（3）训练过程中，应随时注意环境的影响，如座椅平面、座椅高度、开放的环境等。

四、注意事项

（1）ADL训练不仅需要照护人员的耐心引导，更需要老年人及其家属、陪护的积极参与。

（2）必须确定ADL训练给老年人带来的是积极还是消极的影响，确保训练产生的效果利大于弊。

（3）训练前应评估老年人的意识状态、吞咽能力、饮食状况、训练环境，找出主要问题，以提高老年人的日常生活活动能力为训练目的。

【技能导入】

韩爷爷，76岁，5年前被诊断为阿尔茨海默病，之后一直由家人及保姆照顾。ADL评分为36分，等级Ⅲ级，为重度功能障碍。表现为不能很好地进食，不能独立洗漱或穿衣服。

【技能分析】

一、主要健康问题

基本日常生活活动能力下降：进食、洗漱和穿衣服能力下降，由家人及保姆照顾。

二、制订照护方案

针对韩爷爷的日常生活活动能力下降，为其制订个性化的训练方案，如进食、洗漱、穿衣服等训练。

三、主要训练目标

帮助或引导韩爷爷维持基本的日常生活活动能力，包括进食、洗漱和穿衣服能力。

【技能实施】

一、操作流程

1. 进食照护

进食训练的操作流程如图3-8-1所示。

2. 洗漱训练

洗漱训练的操作流程如图 3-8-2 所示。

3. 穿衣服训练

穿衣服训练的操作流程参阅模块 3 的技能 6。

二、操作注意事项

（1）训练前主动向老年人介绍周围环境和照护人员等，消除陌生感。

（2）嘱咐老年人在训练时维持良好的姿势与位置。

（3）让老年人了解自己的需要和缺陷，鼓励其加强练习。

（4）训练中要随时关注老年人的情绪变化。

（5）使用柔和、缓慢、简单的口令指导老年人，应尽可能在真实生活环境中训练。

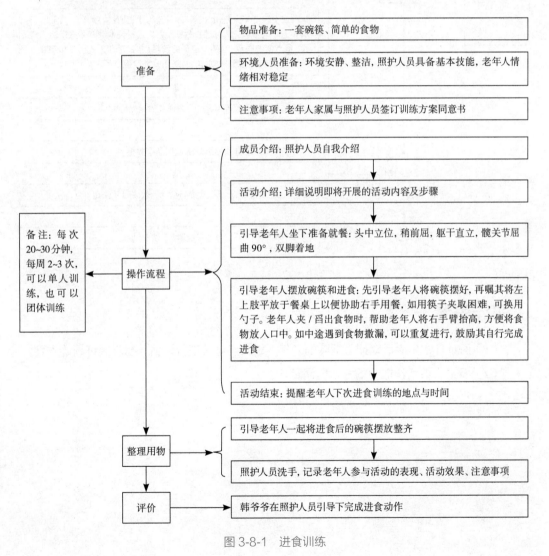

图 3-8-1 进食训练

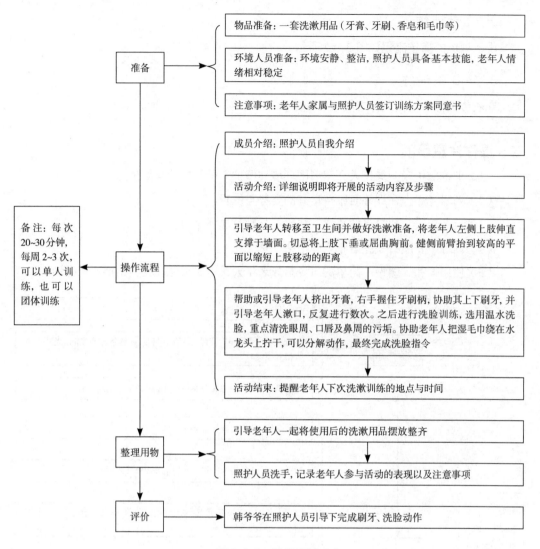

图 3-8-2　洗漱训练

【实践思考】

（1）面对日常生活活动能力下降的老年人，如何对其进行评估并初步制订训练方案？

（2）日常生活活动能力的基本内涵是什么？

【技能工单】

技能名称	日常生活 活动能力训练	学时		培训对象	
学生姓名		联系电话		操作成绩	
操作设备		操作时间		操作地点	

技能目的	1. 掌握日常生活活动能力的训练方法。 2. 能够运用进食训练等训练方法,提高失智老年人的日常生活活动能力。 3. 能够接纳失智老年人的不良情绪和异常行为,包括语言、肢体行为和情感。 4. 能够与失智老年人进行有效的沟通交流。 5. 在训练和照护中,与医护人员、社会工作者形成良好的默契,具有团队合作意识。

技能实施	准备	1. 2. 3.
	操作流程	1. 2. 3. 4. 5. 6. 7.
	整理用物	1. 2.
	评价	
教师评价		

【活页笔记】

技能名称	日常生活 活动能力训练	姓名		学号	
实践要求	结合技能实施流程，开展实践练习。3人进行日常生活活动能力训练的模拟操作，1人扮演老年人，1人扮演老年人家属，1人进行模拟操作。完成后再交换角色实践练习。				
实践心得体会					
反思与改进					
教师评价					

模块 4：失智症常用非药物疗法

【模块描述】

虽然研究人员一直在研究失智症的药物治疗和疫苗干预，但医学上有近百种可以引起失智症的病因，对有些失智症患者来说，其病因本身就是无法治愈或干预的。因此，失智症仅仅靠药物治疗并不能达到很好的效果，这个时候就需要使用一些非药物疗法来帮助失智症患者减轻、延缓症状。

【学习目标】

掌握

（1）音乐疗法的目的。

（2）作业疗法的目的。

（3）怀旧疗法的目的。

（4）色彩疗法的目的。

（5）植物疗法的目的。

（6）娃娃疗法的目的。

（7）香薰疗法的目的。

（8）触摸疗法的目的。

熟悉

（1）音乐疗法的适宜人群及干预方法。

（2）作业疗法的适宜人群及干预方法。

（3）怀旧疗法的适宜人群及干预方法。

（4）色彩疗法的适宜人群及干预方法。

（5）植物疗法的适宜人群及干预方法。

（6）娃娃疗法的适宜人群及干预方法。

（7）香薰疗法的适宜人群及干预方法。

（8）触摸疗法的适宜人群及干预方法。

了解

（1）音乐疗法的概念。

（2）作业疗法的概念。

（3）怀旧疗法的概念。

（4）色彩疗法的概念。

（5）植物疗法的概念。

（6）娃娃疗法的概念。

（7）香薰疗法的概念。

（8）触摸疗法的概念。

教学视频

技能 9
音乐疗法（SZ-9）

【技能目标】

知识目标

（1）掌握音乐疗法的目的。

（2）熟悉音乐疗法的适宜人群及干预方法。

（3）了解音乐疗法的概念。

能力目标

（1）能够运用倾听、陪伴的方式，缓解失智老年人的不良情绪。

（2）能够正确评估失智老年人适宜开展的音乐疗法。

（3）能够选择合适的乐曲，带领失智老年人听音乐，使其放松情绪。

（4）能够对失智老年人开展音乐疗法训练，消除不安和焦虑情绪。

素质目标

（1）能够接纳失智老年人的不良情绪和异常行为。

（2）能够与失智老年人进行有效的沟通交流。

（3）与医护人员、社会工作者等形成团队，在训练和照护中有良好的合作意识。

【相关知识】

一、基本概念

1. 概念

音乐疗法是通过生理和心理两个方面的途径来治疗疾病。音乐的频率、节奏和有规律的声波振动，是一种物理能量，而适度的物理能量会引起人体组织细胞发生和谐共振现象，能使颅腔、胸腔或某一个组织产生共振，这种声波引起的共振现象，会直接影响人的脑电波、心率、呼吸节奏等。音乐疗法适用于除听力障碍外的所有失智症患者。

2. 目的

在失智症照护领域，音乐疗法是一种运用音乐干预的循证实践方法，旨在改善老年人的生活质量。音乐疗法可使失智老年人的压力、抑郁、焦虑得到缓解，同时有助于提升老年人的认知功能。其最终目的并不是要将老年人培养成为音乐家，而是借助音乐的力量，引导他们回忆过去，以刺激记忆，调节、校正、恢复生理和精神功能。

二、适宜人群

音乐疗法适用于忧郁者、性情急躁者、悲观消极者、记忆力衰退者、高血压患者等。

三、作用

1. 放松和减压

愉快的音乐可以起到安抚因失智症引起的不安和紧张的效果。多数情况下，具有妄想和攻击性言行的失智老年人都伴有不安和紧张情绪，音乐可能会减轻其症状。

2. 激活大脑

失智老年人在听音乐时，会跟着节奏摇晃身体，想起歌词不禁哼出声音，这就是通过音乐刺激了大脑，大脑被激活并对身体各个部位发出指令从而开始协调工作。

3. 找回自信

失智老年人记忆力下降，忘记了很多以前的事情甚至最基础的生活技能，但即使有记忆障碍也能记住以前熟悉的歌曲，有永远记着、不能忘记的事情，熟悉的音乐就是唤起老年人自信的关键。

4. 促进记忆

从令人怀念的音乐中唤醒回忆，如从军时的"战歌"、儿时与玩伴的"童谣"、陪伴子女成长的"摇篮曲"，听着这些音乐，曾经的记忆碎片慢慢复苏，也许能让失智老年人重新找回活力。

5. 打开心扉

患有失智症的老年人容易因不安和孤独感而闭门不出、沉默寡言，另外由于存在语言功能障碍，有时即使想交流也无法正常地表达、沟通。在和周围人一起哼着相同音乐的过程中，老年人会逐渐放松心情，出现打开心扉的契机。

6. 表达心情

失智老年人如果有语言功能障碍，就很难表达自己的心情，郁闷的想法和负能量也会累积，通过大声歌唱、演奏乐器、打拍子等或许可以发泄语言不能表达的情绪。

四、常用方法

（1）忧郁者宜听"忧郁感"的音乐。不管是悲痛的圆舞曲还是其他有忧郁成分的乐曲，都是具有美感的。当患者的心灵接受了这些乐曲的"美感"的沐浴之后，自然会慢慢消去心中的忧郁。这是最科学、也是最易见效的方法。

（2）性情急躁者宜听节奏慢、让人思考的乐曲。这可以调整心绪，克服急躁情绪，如一些古典交响乐曲中的慢板部分。

（3）悲观消极者宜多听宏伟、粗犷和令人振奋的音乐，这些乐曲对缺乏自信的人是有帮助的。乐曲中充满坚定的力量，会随着飞溢的旋律而洒向听者"脆弱"的灵魂，久而久之，会使患者树立起信心，振奋起精神，认真地考虑和对待自己的人生道路。

（4）记忆力衰退者最好常听熟悉的音乐，有恢复记忆的效用。熟悉的音乐往往与过去难忘的生活片段紧密缠绕在一起。想起难忘的生活，就会情不自禁地哼起那些歌词和旋律；哼起那些歌词和旋律，也同样会回忆起难忘的生活。

（5）高血压患者最适宜听抒情音乐。有人做过实验，听一首抒情味很浓的小提琴协奏曲后，血压即可下降 1.3~2.7 kPa。高血压患者需要的是平静，最忌讳的是那些有可能使他们听后激动的、热情太甚的音乐。

总之，音乐治疗不同于一般的音乐欣赏，它是在特定的环境气氛和特定的乐曲旋律、节奏中，使人心理上产生自我调节作用，从而达到治疗的目的。应根据患者的不同情况而选择不同风格的音乐，合适的音乐治疗常可取得很好的疗效。

五、注意事项

（1）减少周围人群走动，避免分散老年人的注意力。

（2）尽量避免干扰，在放音乐的时候不要同时有电视节目或其他的噪声，保证环境的安静和舒适。

（3）鼓励老年人边听音乐边做一些身体运动，如打拍子、随着音乐晃动、随着音乐一起唱歌等。

【技能导入】

王爷爷，70岁，居住在养老机构，医院诊断为重度阿尔茨海默病。王爷爷患病后忘记了自己的姓名和年龄，认不出家人，总是低垂着头，在养老机构几乎不与人来往。照护人员了解到王爷爷曾经热爱音乐，歌声动听，自从患病后就逐渐变得消沉，也不爱唱歌了。

【技能分析】

一、主要健康问题

（1）记忆力障碍：忘记了自己的姓名和年龄，认不出家人。

（2）异常行为：沉默寡言，几乎不与人来往。

二、制订照护方案

针对王爷爷的症状表现，为其制订个性化的认知训练方案，如音乐疗法等。

三、主要训练目标

音乐疗法：了解老年人的过去，使老年人通过听熟悉的音乐激活大脑，调动身体各部进行配合；在听音乐的同时引导老年人回忆过去，从而使其打开心扉，找回曾经的自己，变得积极和自信。

【技能实施】

一、操作流程

音乐疗法的操作流程如图 4-9-1 所示。

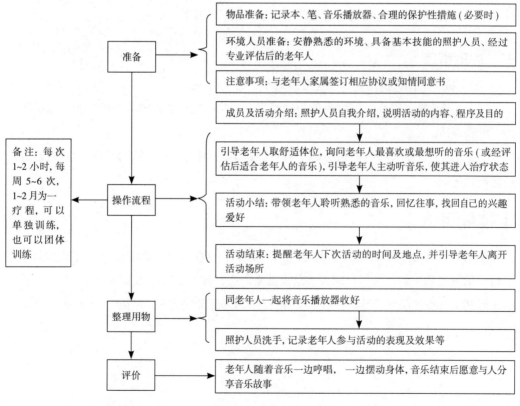

图 4-9-1　音乐疗法

二、操作注意事项

（1）操作前应熟悉老年人的行为习惯，根据老年人的认知程度、兴趣爱好、职业特征等，为其制订个性化训练方案。

（2）操作前应评估老年人的身体情况、情绪状态和意愿，无意愿者不可强迫。训练过程中，若老年人丧失兴趣，先中断，观察 2~3 分钟，如仍不配合，可终止。

（3）若老年人脾气不好，应提前设计沟通交流方式，取得老年人的配合。

（4）训练可适当增加难度以刺激老年人的记忆力，但要避免因难度过大而引起的焦虑情绪。

【实践思考】

（1）面对脾气不好的阿尔茨海默病老年人，若其不予配合，你应当如何处理？

（2）对情绪低落、沉默寡言的失智老年人进行训练时，你应当如何更好地实施人文关怀？

【技能工单】

技能名称	音乐疗法	学时		培训对象	
学生姓名		联系电话		操作成绩	
操作设备		操作时间		操作地点	
技能目的	1. 掌握音乐疗法的目的。 2. 熟悉音乐疗法的适宜人群及干预方法。 3. 了解音乐疗法的概念。 4. 能对失智老年人开展音乐疗法训练, 消除不安和焦虑情绪。 5. 能够接纳失智老年人的不良情绪和异常行为。 6. 能与失智老年人进行沟通交流。 7. 能与医护人员、社会工作者形成良好的合作关系。				
技能实施	准备	1. 2. 3.			
	操作流程	1. 2. 3. 4.			
	整理用物	1. 2.			
	评价				
教师评价					

【活页笔记】

技能名称	音乐疗法	姓名		学号	
实践要求	结合技能实施流程，开展实践练习。3人进行音乐疗法的模拟操作，1人扮演老年人，1人扮演老年人家属，1人进行模拟操作。完成后再交换角色实践练习。				
实践心得体会					
反思与改进					
教师评价					

教学视频

技能 10
作业疗法（SZ-10）

【技能目标】

知识目标

（1）掌握作业疗法的目的。

（2）熟悉作业疗法的适宜人群及干预方法。

（3）了解作业疗法的概念。

能力目标

（1）能够运用鼓励、赞美的方式，缓解失智老年人的不良情绪。

（2）能够正确评估失智老年人适宜开展的作业疗法。

（3）能够选择合适的作业，引导失智老年人协作，使其改善和恢复日常生活能力。

（4）能够对失智老年人开展作业疗法训练，消除不安、焦躁和自卑心理。

素质目标

（1）能够接纳失智老年人的不良情绪和异常行为。

（2）能够与失智老年人进行有效的沟通交流。

（3）与医护人员、社会工作者等形成团队，在训练和照护中有良好的合作意识。

【相关知识】

一、基本概念

1. 概念

作业疗法是指在对患者的伤残情况进行全面评价后，有目的、有针对性地从日常生活活动、职业劳动、认知活动中选择一些作业，对由疾病、损伤、情绪障碍、先天性或发育上的残疾、衰老造成的生活和劳动能力上的障碍进行评价、治疗和训练的过程，是一种康复治疗方法。

2. 目的

作业疗法的目的是使患者最大限度地恢复或提高独立生活和劳动能力，使其能作为家庭和社会的一员过着有意义的生活。这种疗法对功能障碍患者的康复有重要价值,可帮助患者改善功能障碍,改变异常运动模式,提高生活自理能力,缩短其回归家庭和社会的过程。

二、作用

作业疗法的作用如下:

(1)促进机体功能的恢复:包括肌力、耐力、关节活动度、知觉、认知、柔韧性、协调性和灵敏性等,有预防并发症发生的作用。

(2)促进残余功能最大限度地发挥作用:训练并安装假肢等可以促进残余功能最大限度地发挥作用,还可以预防肌肉萎缩、减轻或预防畸形的发生,提高对疼痛的忍受力,从而起到缓解疼痛的作用。

(3)改善精神状况:可减轻患者的抑郁、恐惧、愤怒、依赖等心理异常和行为改变。

(4)提高日常生活能力:可提高患者翻身、起坐、穿衣、进食、个人卫生、行走等生活自理能力。

(5)促进工作能力的恢复:患者若想恢复正常生活和工作能力,必须经过一段时间的调整和适应,作业疗法则是帮助其恢复独立生活和工作能力的优选方法。

(6)可作为就业前功能评测的标准:帮助患者确定较合适的工种,增加就业机会。

(7)可作为恢复一般健康状况的基础疗法。

三、常用方法

作业疗法的常用方法如下:

(1)日常生活活动训练:床上转移、进食、洗漱动作、穿衣动作、家务劳动训练等。

(2)职业和技巧训练:木工、编织、缝纫、办公室作业等。

(3)感知觉训练:偏盲、触觉、深感觉、实体觉等。

(4)知觉训练:记单词、记电话、猜测游戏等。

(5)休闲活动训练:文娱、书画等。

(6)园艺治疗:应选择生长速度较快、花期较长的植物,使老年人在治疗过程中更有成就感,更加自信。

(7)工艺治疗:手工制作泥塑、编织等。

(8)智力训练。

(9)游戏疗法:适用于智力低下、脑瘫及其他肢体残疾者。

(10)日常生活自助具的订购和指导使用。

(11)有关居住环境及设备适应问题的咨询:浴盆、室内布置等。

(12)轮椅的订购和指导使用。

(13)用于手功能训练和康复的简单整形支具及夹板的订购和指导使用。

（14）就业咨询及就业前训练和功能评测。

四、注意事项

（1）训练时需要关注老年人因训练失败而产生的焦虑情绪。

（2）训练前应充分与老年人沟通交流，了解其生活习惯和禁忌。

（3）训练前应充分评估老年人的身体情况，为其制订个性化训练方案。

【技能导入】

刘奶奶，69岁，曾经是一名裁缝师傅，现居住在养老机构，医院诊断为脑血管型失智症、左侧肢体轻度活动受限。患病初期表现为日常生活能力障碍，不能自己穿衣服，一点小事就容易着急上火等，通过家人提醒和帮助有所改善，而后症状逐渐加重。目前主要表现为不知道怎么打开电视机，不知道怎么扣纽扣，忘记线圈组装的方法，偶尔情绪低落，偶尔脾气暴躁。

【技能分析】

一、主要健康问题

（1）记忆力障碍：不知道怎么打开电视机，不知道怎么扣纽扣，忘记线圈组装的方法。

（2）活动受限：脑血管意外导致左侧肢体活动受限。

二、制订照护方案

针对刘奶奶的症状表现，为其制订个性化的认知训练方案，如日常生活训练、职业技巧训练等。

三、主要训练目标

日常生活训练：引导老年人手持碗筷、拧干毛巾、扣纽扣，增强其手部力量，使其逐步恢复日常生活能力。

【技能实施】

一、操作流程

作业疗法的操作流程如图4-10-1所示。

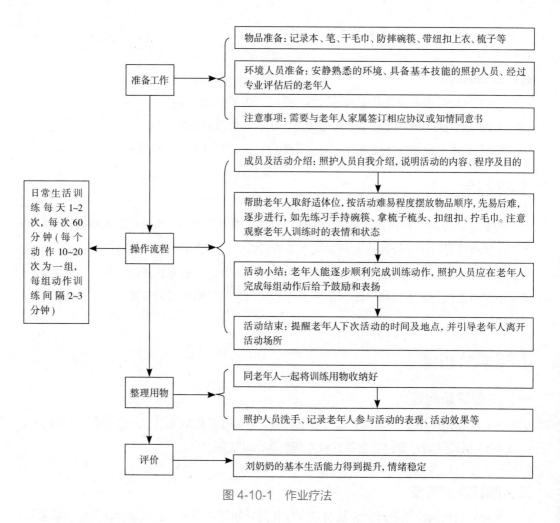

图 4-10-1 作业疗法

二、操作注意事项

（1）操作前应熟悉老年人的行为习惯，根据老年人的认知程度、兴趣爱好、职业特征等，为其制订个性化训练方案。

（2）操作前应评估老年人的身体情况、情绪状态和意愿，无意愿者不可强迫。训练过程中，若老年人丧失兴趣，先中断，观察 2~3 分钟，如仍不配合，可终止。

（3）若老年人脾气不好，应提前设计沟通交流方式，取得老年人的配合。

（4）训练可适当增加难度以刺激老年人的记忆力，但要避免因难度过大而引起的焦虑情绪。

【实践思考】

（1）面对脾气不好的失智老年人，若其不予配合，你应当如何处理?

（2）对认知障碍、脾气暴躁、抗拒训练的老年人进行训练时，你应当如何更好地实施人文关怀?

【技能工单】

技能名称	作业疗法	学时		培训对象	
学生姓名		联系电话		操作成绩	
操作设备		操作时间		操作地点	
技能目的	1. 掌握作业疗法的目的。 2. 熟悉作业疗法的适宜人群及干预方法。 3. 了解作业疗法的概念。 4. 能对失智老年人开展作业疗法训练，消除不安和焦虑情绪。 5. 能够接纳失智老年人的不良情绪和异常行为。 6. 能与失智老年人进行沟通交流。 7. 能与医护人员、社会工作者形成良好的合作关系。				
技能实施	准备	1. 2. 3.			
	操作流程	1. 2. 3. 4.			
	整理用物	1. 2.			
	评价				
教师评价					

【活页笔记】

技能名称	作业疗法	姓名		学号	
实践要求	结合技能实施流程，开展实践练习。3人进行作业疗法的模拟操作，1人扮演老年人，1人扮演老年人家属，1人进行模拟操作。完成后再交换角色实践练习。				
实践心得体会					
反思与改进					
教师评价					

教学视频

技能 11
怀旧疗法（SZ-11）

【技能目标】

知识目标

（1）掌握怀旧疗法的目的。

（2）熟悉怀旧疗法的适宜人群及干预方法。

（3）了解怀旧疗法的概念。

能力目标

（1）能够运用倾听、陪伴的方式，缓解失智老年人的不良情绪。

（2）能够正确评估失智老年人适宜开展的怀旧疗法。

（3）能够对失智老年人开展怀旧疗法训练，消除不安、焦躁和自卑心理。

素质目标

（1）能够接纳失智老年人的不良情绪和异常行为。

（2）能够与失智老年人进行有效的沟通交流。

（3）与医护人员、社会工作者等形成团队，在训练和照护中有良好的合作意识。

【相关知识】

一、基本概念

1. 概念

怀旧疗法是指失智症患者通过熟悉的物件回想起过去的记忆，这种方法可提高失智症患者的认知和自尊水平。失智症的主要临床表现为认知障碍和生活自理能力缺失，伴随行为异常。到目前为止，还没有疗效卓越的治疗方法。有研究表明心理干预护理在延缓失智症患者的疾病进展、提高生活质量方面有较为显著的效果。

2. 目的

怀旧疗法在本质上就是结合患者以往的生活环境和生活经历等，通过怀旧的方式达到治疗疾病、延缓病情恶化的目的。

二、适宜人群

怀旧疗法适用于失智症。

三、作用

1. 改善认知功能

研究证明，怀旧疗法可改善认知功能。有研究人员选取照护机构中的患者进行试验，观察组患者应用怀旧疗法干预，对照组则应用常规护理，对比试验前后的简易精神状态检查表得分，结果表明观察组患者的精神状态得到明显改善，提示怀旧疗法对于改善患者认知功能有重要作用。

2. 减轻抑郁情绪

抑郁状态在阿尔茨海默病患者中较常见。有研究表明怀旧疗法有助于减轻抑郁症状。当一个人回想过去并向他人诉说时，其情绪得以抒发，心里苦闷得到排解。

3. 提高生活质量

荟萃分析（meta-analysis）研究表明，应用团体怀旧疗法之后患者的生活自理量表评分有明显变化，这提示怀旧疗法可以改善阿尔茨海默病患者的日常生活能力，提高患者的生活质量和幸福指数。

4. 正确面对并解决一些未解决的问题

当一个人回想过去，面对以前不敢触碰的问题或很不自在的问题，如家庭关系不和谐，在怀旧的时候慢慢说出来，一边说，一边由照护人员引导思考如果当初采取另一种方法会有什么不一样的结果。另外，可以让老年人重新体会过去的辛苦或痛苦。人这辈子很多事情想不开，想到痛处就很想逃避，越逃避痛处越大，也许本来这个痛处的伤害没有那么强，可由于内心潜意识想要逃避，最后可能会把这个痛处想象成一个可怕的怪兽跟着自己。因此，在怀旧疗法训练中，有些老年人会讲到他过去的生活多么辛苦，通过诉说来释放过去的伤痛，得到一些慰藉，这样也是一种心理治疗。同时，当老年人开始回想自己的人生经历，在这个过程中一定也会看到别人的病痛或生离死别，他的人生观和想法在与你分享的同时，甚至会得到转化和升华。老年人在进行怀旧疗法训练时，多少都会开始思考死亡的问题，会变得比较释怀，从而敢于去面对死亡这个问题。

5. 增加自我认同并维系亲属关系

无论一个人多么自信或自卑，当他在述说自己的人生故事时，可能会边说边定义"我是一个怎么样的人""我过去为什么这样做""我现在会怎么想"等，慢慢发现自己认同了自己是哪一种人，重新面对自己，审视自己，这对一个人来说是有益的。老年人尤其在患病后，有时候对人比较容易产生怀疑，可能出现一些被害妄想的状况。对于这类老年人，如果开展怀旧疗法训练，聊他喜欢的话题尤其是回忆他的过去，会令他感到亲切。

怀旧疗法成本低，操作简单，有利于提高阿尔茨海默病患者的认知功能，从而缓解患者的抑郁，激发患者的记忆。同其他的心理干预措施比较而言，怀旧疗法更易掌握情绪、要点，且治疗效果也较为显著。

四、常用方法

在舒适安宁的环境中，照护人员可运用一些患者熟悉的图片、衣物、音乐、食物等，通过个体或团体的方式，促使患者想起自己从幼年到现在的经历，让患者自己主动表达出来，比如"我家的老屋子""工作的地方""某条老街""和老伴相识的地方""学习经历""难忘的人"等。怀旧疗法一般最少持续4周，单次在45~60分钟。

五、注意事项

（1）训练前应充分与老年人沟通，了解其生活习惯和禁忌。

（2）训练前应充分评估老年人的身体情况，为其制订个性化训练方案。

（3）训练时需要关注老年人因训练失败而产生的焦虑情绪。

（4）训练时如果老年人出现身体或心理不适，应立即停止，以免发生意外事件。

【技能导入】

张爷爷，82岁，现居住在养老机构，曾经是一名铁路线上的维修工人，医院诊断为中度阿尔茨海默病。初期表现为丢三落四，出门忘带钥匙，反复返回确认是否关门。现在病情加重，认不出子女，但经过家属提醒能回忆起工作时的一些片段和子女小时候的事，经常一个人发呆，自言自语一些曾经工作时的事。

【技能分析】

一、主要健康问题

（1）记忆力障碍：认不出子女。

（2）异常行为：丢三落四，出门忘带钥匙，反复返回确认是否关门，发呆，自言自语。

二、制订照护方案

针对张爷爷的症状表现，为其制订个性化的认知训练方案，如通过看熟悉的物件（工作时的工具、子女小时候的照片等）回忆过去。

三、主要训练目标

图片唤醒记忆训练：引导老年人通过看熟悉的图片，回忆过去，说出自己的故事，以增强其记忆力，改善不安、焦虑和孤独的情绪。

【技能实施】

一、操作流程

怀旧疗法的操作流程如图 4-11-1 所示。

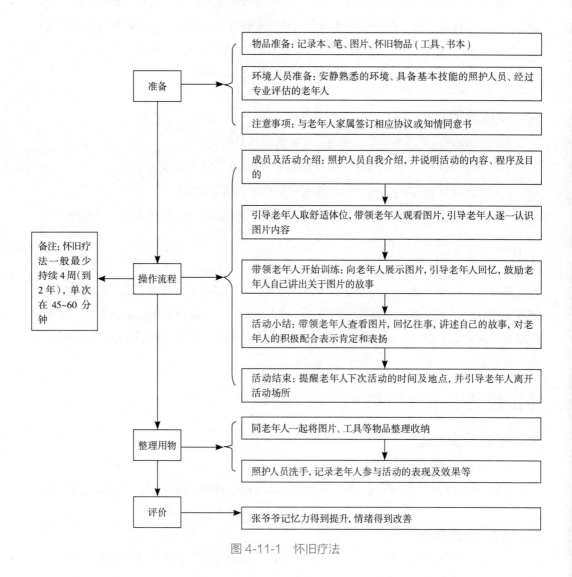

图 4-11-1　怀旧疗法

二、操作注意事项

（1）操作前应熟悉老年人的行为习惯，根据老年人的认知程度、兴趣爱好、职业特征等，为其制订个性化训练方案。

（2）操作前应评估老年人的身体情况、情绪状态和意愿，无意愿者不可强迫。训练过程中，若老年人丧失兴趣，先中断，观察 2~3 分钟，如仍不配合，可终止。

（3）若老年人脾气不好，应提前设计沟通交流方式，取得老年人的配合。

（4）训练可适当增加难度以刺激老年人的记忆力，但要避免老年人因训练难度过大而产生焦虑情绪。

【实践思考】

（1）面对脾气不好的失智老年人，若其不予配合，你应当如何处理？

（2）对认知障碍、情绪悲观、不愿配合的老年人进行怀旧疗法训练时，你应当如何更好地实施人文关怀？

【技能工单】

技能名称	怀旧疗法	学时		培训对象	
学生姓名		联系电话		操作成绩	
操作设备		操作时间		操作地点	
技能目的	1. 掌握怀旧疗法的目的。 2. 熟悉怀旧疗法的适宜人群及干预方法。 3. 了解怀旧疗法的概念。 4. 能对失智老年人开展怀旧疗法训练, 消除不安和焦虑情绪。 5. 能够接纳失智老年人的不良情绪和异常行为。 6. 能与失智老年人进行沟通交流。 7. 能与医护人员、社会工作者形成良好的合作关系。				
技能实施	准备	1. 2. 3.			
	操作流程	1. 2. 3. 4. 5.			
	整理用物	1. 2.			
	评价				
教师评价					

【活页笔记】

技能名称	怀旧疗法	姓名		学号	
实践要求	结合技能实施流程，开展实践练习。3人进行怀旧疗法的模拟操作，1人扮演老年人，1人扮演老年人家属，1人进行模拟操作。完成后再交换角色实践练习。				
实践心得体会					
反思与改进					
教师评价					

技能 12
色彩疗法（SZ-12）

【技能目标】

知识目标

（1）掌握色彩疗法的目的。

（2）熟悉色彩疗法的干预方法及治疗禁忌。

（3）了解色彩疗法的概念。

能力目标

（1）能够运用倾听的方式，缓解失智老年人的不良情绪。

（2）能够正确评估失智老年人适宜开展的色彩疗法。

（3）能够对失智老年人开展色彩疗法训练，消除不安、焦躁和自卑心理。

素质目标

（1）能够接纳失智老年人的不良情绪和异常行为。

（2）能够与失智老年人进行有效的沟通交流。

（3）与医护人员、社会工作者等形成团队，在训练和照护中有良好的合作意识。

【相关知识】

一、基本概念

1. 概念

色彩疗法，又称"颜色疗法"，简称"色疗"。色彩给人的视觉心理效应会受到思维者的年龄、性格、经历、民族、地区、环境、文化、修养等诸多因素的影响。一个人所处的色彩环境不同，其身体和心理的感受也会不同。色彩的呈现与光有相当大的关系，还与能量有关，不同的色彩有不同的波长、不同的频率，自然会有不同的能量呈现，进而影响人体的身心健康。人类的脑神经对不同的色彩具有不同的兴奋度，颜色变化可使人体能量中心达到平衡状态。

2. 目的

色彩的能量通过细胞吸收后会影响全身，而且是从身体、情感和精神多个层面全面影响人的健康。通过颜色，我们可以接收到保持身体和心理健康所需要的所有能量。有研究表明：我们的心理健康、行为和生活的效率很大程度上取决于基本的色彩平衡。当心理健康出现问题时，我们可以通过有意识地使用色彩来加强我们的能量中心。

二、适宜人群

色彩含有疗愈特性的能量振动，可以帮助人体恢复自然疗愈能力，并保持健康和幸福状态，适合所有人。

三、作用

1. 红色——活力、勇气、自信

红色能振奋精神，是最具有生命力的颜色，有助于改善人的精神状态。但要特别提示：血压高的人，应尽可能减少在红色环境当中待的时间，服装尽量不要选择红色，否则血压会上升，蓝色服装较适宜。红色连接并刺激位于脊柱底部的海底轮，使肾上腺释放肾上腺素，这可以产生强大的力量。红色使血红蛋白增加，从而增加供能并提高体温，对贫血及血液相关疾病的治疗有效。

2. 橘色——幸福、自信、足智多谋

橘色能赶走抑郁，如果你感觉情绪比较郁闷，不妨穿上橙色的衣服，会感到充满生气。另外，橙色还会促进生长激素的分泌，长期穿橙色衣服，有促进人体增高的效果。多吃橙色食物如柑橘、芒果、胡萝卜、洋葱等，能刺激食欲，振作精神。橘色拥有快乐和可塑造的特质，它像红色一样有生气，这种颜色可以在很多疾病治疗中发挥作用，包括肾炎、胆结石、脱垂、痛经、癫痫、湿咳和鼻窦疾病。

3. 黄色——智慧、清晰、自尊

黄色能提高自信，激发能量，有助于集中精力和提高学习兴趣。黄色尤其适合作为早餐和盒饭的颜色，如马铃薯、玉米、香蕉和蛋黄等。黄色会刺激神经系统和智力，具有碱化作用，有助于唤醒精神上的灵感，激发更高的心智，还有助于自我控制。因此，它是治疗神经相关疾病的极佳颜色。黄色可以在便秘、肝病、糖尿病、湿疹、麻风病和神经衰竭的治疗中发挥作用。

4. 绿色——平衡、爱、自我控制

绿色能缓解紧张，春天到郊外踏青，可以促进体内毒素排出，增强新陈代谢。多置身在有绿色植物的环境中，对缓解紧张、消除疲劳非常有帮助。绿色是大自然和地球的颜色，本质上是平衡与和谐。在更实际的层面，绿色会影响血压和心脏的状况，既具有提神效果，又具有舒缓效果。

5. 靛蓝色——直觉、神秘主义、理解力

靛蓝色是太阳系的颜色，能加强直觉、想象力、精神力量，并强化梦境。靛蓝色连接并刺激眉心轮，管理着松果体。它对治疗白内障、青光眼等眼科疾病有益，在耳鼻喉、肺部疾病、哮喘、婴儿抽搐、精神疾病的治疗中也能发挥作用。

6. 蓝色——知识、健康、果断

蓝色能改善睡眠，如果压力过大，经常失眠，不妨把被单、窗帘等改成蓝色系的，房间内以蓝色基调为准（但不宜过深），然后搭配一些绿色植物，墙上点缀一些黄色风景画，有助于促进睡眠。放松、舒缓的蓝光会给焦虑、兴奋或持续紧张的大脑带来极大的平静和安宁。

7. 紫色——美丽、创造力、灵感

紫色能驱除烦躁，镇静精神，对于具有神经质或容易烦躁的人，会很有效果。紫色净化思想和感觉，并在各个层面激发灵感，带来指导、智慧和内在力量，提高艺术才能和创造力。紫色是在紫外线之前看到的最后一种颜色。这种颜色可在神经疾病、头皮疾病、坐骨神经痛、肿瘤、风湿病、脑脊膜炎、脑震荡、抽筋和癫痫的治疗中发挥作用。

8. 白色——最完美的颜色

白色能平静情绪，安抚心灵，同时还有舒缓疼痛的作用。但纯白色略显拘谨，家中如果家具是纯白色，还应增添一些彩色。白色平衡、和谐地融合了所有的颜色。

四、常用方法

虽然色彩疗法尚无充分的科学依据支持，但色彩疗法作为辅助治疗是无害的。色彩疗法的常用方法如下：

（1）为了更好地睡眠，晚上不要开蓝光。研究表明，笔记本电脑、手机和电视中的蓝光会影响视力昼夜节律，影响睡眠质量，佩戴防蓝光眼镜或将电子产品屏幕设置成暖色调会有所帮助。

（2）沐浴在大自然中。置身在有绿色植物的环境中，对缓解紧张、消除疲劳非常有帮助。

（3）有意识地选择颜色。建议选择能引发积极情绪的颜色。

特别注意：色彩疗法并不能作为任何身体或心理健康状况的决定性治疗。

五、注意事项

（1）训练前应充分与老年人沟通，了解其生活习惯和疾病禁忌。

（2）训练前应充分评估老年人的身体情况，为其制订个性化训练方案。

（3）训练时需要关注老年人因训练失败而产生的焦虑情绪。

（4）训练时如果患者出现身体或心理不适，应立即停止，以免引起意外事件的发生。

【技能导入】

王奶奶，75岁，现居住在养老机构，医院诊断为中度阿尔茨海默病，有高血压病史。初期表现为烦躁不安、睡眠时间短，因家属不够重视，病情逐渐加重，现表现为脾气暴躁、易怒、焦虑、不喜与人交流。

【技能分析】

一、主要健康问题

情绪障碍：脾气暴躁、易怒、焦虑、不喜与人交流。

二、制订照护方案

针对王奶奶的症状表现，为其制订个性化的认知训练方案，如运用色彩疗法，带王奶奶去踏青等。

三、主要训练目标

情绪障碍训练：调整老年人居室及日常活动区域的色彩，带其晒太阳、踏青，改善老年人焦虑、暴躁的情绪。

【技能实施】

一、操作流程

色彩疗法的操作流程如图 4-12-1 所示。

二、操作注意事项

（1）操作前应熟悉老年人的行为习惯，根据老年人的认知程度、兴趣爱好、职业特征等，为其制订个性化训练方案。

（2）操作前应评估老年人的身体情况、情绪状态和意愿，无意愿者不可强迫。

（3）训练过程中，若老年人丧失兴趣，先中断，观察 2~3 分钟，如仍不配合，可终止。

（4）若老年人脾气不好，应提前设计沟通交流方式，取得老年人的配合。

（5）注意色彩的搭配禁忌。

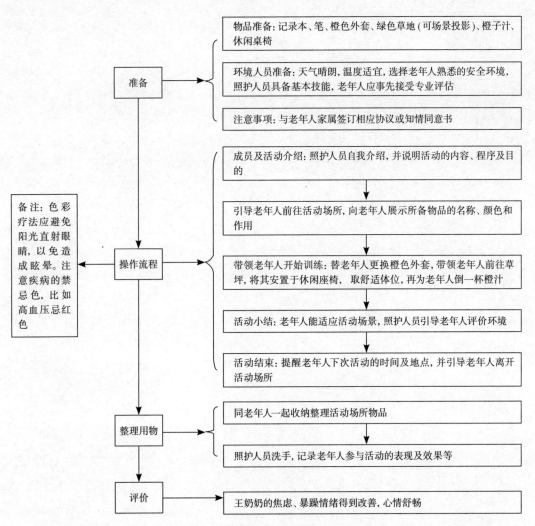

准备
- 物品准备:记录本、笔、橙色外套、绿色草地(可场景投影)、橙子汁、休闲桌椅
- 环境人员准备:天气晴朗,温度适宜,选择老年人熟悉的安全环境,照护人员具备基本技能,老年人应事先接受专业评估
- 注意事项:与老年人家属签订相应协议或知情同意书

操作流程
- 成员及活动介绍:照护人员自我介绍,并说明活动的内容、程序及目的
- 引导老年人前往活动场所,向老年人展示所备物品的名称、颜色和作用
- 带领老年人开始训练:替老年人更换橙色外套,带领老年人前往草坪,将其安置于休闲座椅,取舒适体位,再为老年人倒一杯橙汁
- 活动小结:老年人能适应活动场景,照护人员引导老年人评价环境
- 活动结束:提醒老年人下次活动的时间及地点,并引导老年人离开活动场所

备注:色彩疗法应避免阳光直射眼睛,以免造成眩晕。注意疾病的禁忌色,比如高血压忌红色

整理用物
- 同老年人一起收纳整理活动场所物品
- 照护人员洗手,记录老年人参与活动的表现及效果等

评价
- 王奶奶的焦虑、暴躁情绪得到改善,心情舒畅

注:①红光:5~10分钟,不要超过10分钟。②橘光:5~15分钟。针对鼻窦问题可使用15分钟。③黄光:15分钟。④绿光:10~25分钟。这是唯一一种可以长时间使用的颜色。⑤蓝光:5~15分钟。不要让头部区域在蓝光中过度暴露。⑥靛蓝光:10分钟。对于眼部治疗,通常1~5分钟足够。⑦紫光:5~25分钟。只有在治疗坐骨神经痛时才使用紫光,每次使用25分钟。⑧任何应用于特定区域的光都必须根据使用部位进行调整,这是非常重要的。绿光、黄光和蓝光可以一般性使用;红光不能用于头部

图 4-12-1 色彩疗法

【实践思考】

(1)面对脾气不好的失智老年人,若其不予配合,你应当如何处理?

(2)对认知障碍、情绪悲观、不愿配合的老年人进行色彩疗法训练时,你应当如何更好地实施人文关怀?

【技能工单】

技能名称	色彩疗法	学时		培训对象	
学生姓名		联系电话		操作成绩	
操作设备		操作时间		操作地点	
技能目的	1. 掌握色彩疗法的目的。 2. 熟悉色彩疗法的适宜人群及干预方法。 3. 了解色彩疗法的概念。 4. 能对失智老年人开展色彩疗法训练, 消除不安和焦虑情绪。 5. 能够接纳失智老年人的不良情绪和异常行为。 6. 能与失智老年人进行沟通交流。 7. 能与医护人员、社会工作者形成良好的合作关系。				
技能实施	准备	1. 2. 3.			
	操作流程	1. 2. 3. 4. 5.			
	整理用物	1. 2.			
	评价				
教师评价					

【活页笔记】

技能名称	色彩疗法	姓名		学号	
实践要求	结合技能实施流程，开展实践练习。3人进行色彩疗法的模拟操作，1人扮演老年人，1人扮演老年人家属，1人进行模拟操作。完成后再交换角色实践练习。				
实践心得体会					
反思与改进					
教师评价					

教学视频

技能 13
植物疗法（SZ-13）

【技能目标】

知识目标

（1）掌握植物疗法的目的。

（2）熟悉植物疗法的干预方法及治疗禁忌。

（3）了解植物疗法的概念。

能力目标

（1）能够运用倾听、陪伴的方式，缓解失智老年人的不良情绪。

（2）能够熟练地指导失智老年人进行植物疗法训练。

（3）能够鼓励更多失智老年人积极参与植物疗法训练。

素质目标

（1）能够接纳失智老年人的不良情绪和异常行为。

（2）能够与失智老年人进行有效的沟通交流。

（3）与医护人员、社会工作者等形成团队，在训练和照护中有良好的合作意识。

【相关知识】

一、基本概念

植物疗法，又称"园艺疗法"，是利用植物或园艺活动促进心理、社会、教育与生理的适应，有助于维持身心健康，在提高社交能力、情绪疗愈等方面有显著作用。

二、常用方法

1. 种植花草法

（1）挑选合适的种子和花盆。

（2）在花盆上贴上老年人的姓名，增加所属感。

（3）种植，制订栽培照护任务（定时浇水）。

（4）拍照，记录植物成长。

（5）同老年人一起看照片、记录，回忆栽种过程。

（6）收获开花、果实并庆祝，强化老年人的自信心和成就感。

2. 种植蔬菜法

（1）选择合适的蔬菜种子和果盆。

（2）在果盆上贴上老年人的姓名，增加所属感。

（3）种植，制订栽培照护任务（定时浇水）。

（4）拍照，记录蔬菜成长。

（5）一同采摘蔬菜并庆祝，强化老年人的自信心和成就感。

（6）共同分享劳动成果。

三、注意事项

（1）种植前应与老年人充分地沟通，了解其喜好。

（2）种植时避免老年人跌倒。

（3）鼓励更多老年人参与种植活动。

【技能导入】

应爷爷，86岁，居住在养老机构，医院诊断为中度阿尔茨海默病。患病初期表现为喜欢到处走动，看到绿植就会去采摘，经常自己一个人，不爱说话，爱发呆，对照护人员冷漠。照护人员从家属口中得知应爷爷喜欢养花。

【技能分析】

一、主要健康问题

（1）情感障碍：不爱说话，爱发呆，对照护人员冷漠。

（2）异常行为：随意采摘绿植。

二、制订照护方案

针对应爷爷的症状表现，为其制订个性化的认知训练方案，如种植花草等。

三、主要训练目标

种植花草：根据老年人过去的种植经验，引导老年人进行植物疗法训练，增强老年人的动手能力和执行能力，使其更好地放松心情，陶冶情操。

【技能实施】

一、操作流程

1．准备

（1）物品准备：花盆，种子，姓名小卡片。

（2）环境准备：宽敞、干净、整洁的种植环境。

（3）人员准备：照护人员掌握拍照基础技术，老年人情绪相对稳定。

（4）注意事项：注意观察老年人的情绪和异常动作。

2．训练

（1）成员介绍：照护人员自我介绍。

（2）活动介绍：向老年人说明种植活动内容及程序。

（3）引导认识物品：引导老年人认识多肉植物和其他花草的种子，展示写有自己姓名的小卡片。

（4）种植示范：向老年人演示种植操作。

（5）开展训练：指导老年人将土放入花盆里，将种子掩盖住，进行浇水，最后在花盆上贴上自己的姓名小卡片。

（6）活动小结：引导老年人分享参与活动的感受，肯定并赞扬老年人的表现。

（7）活动结束：提醒老年人多关注自己的植物，定期浇水。

3．整理用物

（1）同老年人一起将剩余的种子收起来，整理用物。

（2）记录老年人参与活动的表现、活动效果等。

4．评价

应爷爷的性格有所好转，愿意与他人沟通交流，注意力、执行力有所提高。

二、操作注意事项

（1）操作前应熟悉老年人的行为习惯，根据老年人的认知程度、兴趣爱好、职业特征等，为其制订个性化训练方案。

（2）操作前应评估老年人的身体情况、情绪状态和意愿，无意愿者不可强迫。

（3）训练过程中，若老年人丧失兴趣，先中断，观察 2~3 分钟，如仍不配合，可终止。

（4）若老年人脾气不好，应提前设计沟通交流方式，取得老年人的配合。

【实践思考】

（1）面对脾气不好的失智老年人，若其不予配合，你应当如何处理？

（2）面对情绪低落、不愿意参与集体活动的失智老年人，你该如何引导其融入集体？

【技能工单】

技能名称	植物疗法	学时		培训对象	
学生姓名		联系电话		操作成绩	
操作设备		操作时间		操作地点	
技能目的	1. 掌握植物疗法的目的。 2. 熟悉植物疗法的适宜人群及干预方法。 3. 了解植物疗法的概念。 4. 能对失智老年人开展植物疗法训练, 消除不安和焦虑情绪。 5. 能够接纳失智老年人的不良情绪和异常行为。 6. 能与失智老年人进行沟通交流。 7. 能与医护人员、社会工作者形成良好的合作关系。				
评价	准备	1. 2. 3.			
	操作流程	1. 2. 3. 4. 5. 6. 7.			
	整理用物	1. 2.			
	评价				
教师评价					

【活页笔记】

技能名称	植物疗法	姓名		学号	
实践要求	结合技能实施流程，开展实践练习。3 人进行植物疗法的模拟操作，1 人扮演老年人，1 人扮演老年人家属，1 人进行模拟操作。完成后再交换角色实践练习。				
实践心得体会					
反思与改进					
教师评价					

技能视频

技能 14
娃娃疗法（SZ-14）

【技能目标】

知识目标

（1）掌握娃娃疗法的目的。

（2）熟悉娃娃疗法的干预方法及治疗禁忌。

（3）了解娃娃疗法的概念。

能力目标

（1）能够运用倾听、陪伴的方式，缓解失智老年人的不良情绪。

（2）能够正确评估失智老年人适宜开展的娃娃疗法。

（3）能够对失智老年人开展娃娃疗法训练，消除不安、焦躁和自卑心理。

素质目标

（1）能够接纳失智老年人的不良情绪和异常行为。

（2）能够与失智老年人进行有效的沟通交流。

（3）与医护人员、社会工作者等形成团队，在训练和照护中有良好的合作意识。

【相关知识】

一、基本概念

娃娃疗法，又称"亲情疗法"，往往能给老年人带来亲切的感受，有助于安抚老年人的情绪，减少焦虑，带来快乐。娃娃疗法训练中，失智老年人会充当照顾者的角色，给予娃娃爱与关怀，这有助于延缓病情发展。

二、常用方法

准备一套娃娃的新衣服放在一边，让失智老年人将娃娃原来的旧衣服换成新衣服，必要时也可先给娃娃（无智能）洗澡，再进行穿衣。

三、注意事项

（1）训练时需要关注老年人因训练失败而产生的焦虑情绪。

（2）重视娃娃本身的存在，要和失智老年人一样把娃娃当成家庭成员。

（3）要用失智老年人为娃娃起的名字来称呼娃娃，不能直接叫"玩偶""娃娃"等。

（4）购买娃娃时，尽量选择不出声或有笑声的娃娃。

（5）接触失智老年人的每一个人都要视娃娃为真实孩子。

（6）不要强迫失智老年人与娃娃进行互动。

【技能导入】

陈奶奶，88岁，在养老院居住，医院诊断为重度阿尔茨海默病。刚入院时，由于对环境不熟悉、不适应，经常徘徊于院内的各个房间，找不到自己的房间，情绪焦虑，抗拒护理，性格逐渐孤僻。

【技能分析】

一、主要健康问题

（1）记忆力障碍：找不到自己的房间。

（2）异常行为：情绪焦虑，抗拒护理，性格孤僻。

二、制订照护方案

针对陈奶奶的症状表现，为其制订个性化的认知训练方案，如娃娃疗法。

三、主要训练目标

娃娃疗法：引导失智老年人认识娃娃，并进行交流，若条件允许，可进行洗澡、穿衣训练，锻炼老年人的动手能力和执行能力。

【技能实施】

一、操作流程

1. 准备

（1）物品准备：娃娃1个，娃娃的新衣物1套。

（2）环境准备：安静、熟悉的环境。

（3）人员准备：照护人员掌握基本照护技能，老年人情绪相对稳定。

（4）注意事项：注意观察老年人的情绪和异常动作。

2. 训练

（1）成员介绍：照护人员自我介绍。

（2）活动介绍：介绍娃娃是老年人的小外孙（或其他）。

（3）训练示范：向老年人演示为娃娃换衣的操作。

（4）开展训练：指导老年人将娃娃的脏衣物更换下来，并换上新衣物。

（5）活动小结：鼓励老年人多与娃娃交流互动，肯定并赞扬老年人的表现。

（6）活动结束：提醒老年人要多与娃娃说话。

3. 整理用物

（1）整理娃娃的脏衣物，清洗备用。

（2）记录老年人的参与表现、活动效果等。

4. 评价

陈奶奶的性格有所好转，愿意与他人沟通交流，注意力、执行力有所提高。

二、操作注意事项

（1）操作前应熟悉老年人的行为习惯，根据老年人的认知程度、兴趣爱好、职业特征等，为其制订个性化训练方案。

（2）操作前应评估老年人的身体情况、情绪状态和意愿，无意愿者不可强迫。训练过程中，若老年人丧失兴趣，先中断，观察2~3分钟，如仍不配合，可终止。

（3）若老年人脾气不好，应提前设计沟通交流方式，取得老年人的配合。

（4）训练可适当增加难度以刺激老年人的记忆力，但要避免老年人因训练难度过大而产生焦虑情绪。

【实践思考】

（1）面对脾气不好的失智老年人，若其不予配合，你应当如何处理？

（2）对执行力障碍的老年人进行娃娃疗法训练时，你应当如何更好地进行沟通引导？

【技能工单】

技能名称	娃娃疗法	学时		培训对象	
学生姓名		联系电话		操作成绩	
操作设备		操作时间		操作地点	
技能目的	1. 掌握娃娃疗法的目的。 2. 熟悉娃娃疗法的适宜人群及干预方法。 3. 了解娃娃疗法的概念。 4. 能对失智老年人开展娃娃疗法训练，消除不安和焦虑情绪。 5. 能够接纳失智老年人的不良情绪和异常行为。 6. 能与失智老年人进行沟通交流。 7. 能与医护人员、社会工作者形成良好的合作关系。				
技能实施	准备	1. 2. 3.			
	操作流程	1. 2. 3. 4. 5. 6. 7.			
	整理用物	1. 2.			
	评价				
教师评价					

【活页笔记】

技能名称	娃娃疗法	姓名		学号	
实践要求	结合技能实施流程,开展实践练习。3人进行娃娃疗法的模拟操作,1人扮演老年人,1人扮演老年人家属,1人进行模拟操作。完成后再交换角色实践练习。				
实践心得体会					
反思与改进					
教师评价					

教学视频

技能 15
香薰疗法（SZ-15）

【技能目标】

知识目标

（1）掌握香薰疗法的目的。

（2）熟悉香薰疗法的干预方法及治疗禁忌。

（3）了解香薰疗法的概念。

能力目标

（1）能够运用倾听、陪伴的方式，缓解失智老年人的不良情绪。

（2）能够正确评估失智老年人适宜开展的香薰疗法。

（3）能够对失智老年人开展香薰疗法训练，消除不安、焦躁和自卑心理。

素质目标

（1）能够接纳失智老年人的不良情绪和异常行为。

（2）能够与失智老年人进行有效的沟通交流。

（3）与医护人员、社会工作者等形成团队，在训练和照护中有良好的合作意识。

【相关知识】

一、基本概念

香薰疗法，又称"芳香疗法"，是指运用熏蒸、沐浴、按摩等方法将植物精油传达至人体的嗅觉、味觉、触觉、视觉、听觉五大感觉，植物的荷尔蒙经由皮肤和呼吸系统吸收，可调节人体神经系统、循环系统、内分泌系统等八大系统，激发人体自身的治愈、平衡及再生功能，使身心恢复协调，消除忧郁、焦虑、烦闷、愤怒等不良情绪和疲劳感。

二、常用方法

1. 精油按摩法

将3滴单方精油稀释于3~4 mL的植物按摩油中，进行脸部、头部、颈肩部或身体按摩。按摩法可疏通淋巴，排除体内毒素，加速血液循环，不同的精油具有不同的疗效，精油按摩较普通按摩效果提高 2~4 倍。

2. 精油熏蒸法

将精油滴入香薰炉中，加热使水中精油徐徐释放出来；也可将精油滴入负离子氧吧或加湿器中，使精油随水雾散发到空气中；冬天可将棉花球沾上精油，放在暖气管上，使精油随暖气散发。精油熏蒸法可改善环境，营造气氛，稳定情绪，刺激嗅觉，使心理及生理状况得到改善。

三、注意事项

（1）避免失智老年人误食。

（2）使用精油前先进行皮肤测试，避免发生过敏反应。

【技能导入】

陈爷爷，86 岁，在养老机构居住，医院诊断为重度阿尔茨海默病。患病初期表现为脾气暴躁，走路不稳，谈吐不清，偶尔还有打人的行为，夜晚偶尔会出现哭喊的情况，影响他人正常休息。

【技能分析】

一、主要健康问题

（1）睡眠障碍：夜晚哭喊。

（2）异常情况：走路不稳，谈吐不清，暴躁打人。

二、制订照护方案

针对陈爷爷的症状表现，为其制订个性化的认知训练方案，如香薰疗法等。

三、主要训练目标

香薰疗法：精油按摩或精油熏蒸。

【技能实施】

一、操作流程

1. 准备

（1）物品准备：香薰精油。

（2）环境准备：安静、熟悉的环境。

（3）注意事项：避免老年人误食。

2. 训练

（1）成员介绍：照护人员自我介绍。

（2）活动介绍：向老年人介绍活动内容及程序。

（3）开展训练：将 3 滴单方精油稀释于 3~4 mL 的植物按摩油中，进行脸部、头部、颈肩部或身体按摩。

3. 整理用物

（1）将训练用品整理备用。

（2）记录老年人参与活动的表现、活动效果等。

4. 评价

陈爷爷的情绪得到平复。

二、操作注意事项

（1）使用精油时避免接触眼睛、皮肤或衣服。

（2）请勿直接贴在精油瓶口试闻。

（3）请勿在无空调设备或通风不良的密闭空间中长时间使用精油。

【实践思考】

（1）面对抗拒照护的失智老年人，你应当如何处理?

（2）对失智老年人进行香薰疗法训练时，你应当如何更好地实施人文关怀?

【技能工单】

技能名称	香薰疗法	学时		培训对象	
学生姓名		联系电话		操作成绩	
操作设备		操作时间		操作地点	
技能目的	1. 掌握香薰疗法的目的。 2. 熟悉香薰疗法的适宜人群及干预方法。 3. 了解香薰疗法的概念。 4. 能对失智老年人开展香薰疗法训练，消除不安和焦虑情绪。 5. 能够接纳失智老年人的不良情绪和异常行为。 6. 能与失智老年人进行沟通交流。 7. 能与医护人员、社会工作者形成良好的合作关系。				
技能实施	准备	1. 2. 3.			
	操作流程	1. 2. 3. 4. 5. 6. 7.			
	整理用物	1. 2.			
	评价				
教师评价					

【活页笔记】

技能名称	香薰疗法	姓名		学号	
实践要求	结合技能实施流程，开展实践练习。3人进行香薰疗法的模拟操作，1人扮演老年人，1人扮演老年人家属，1人进行模拟操作。完成后再交换角色实践练习。				
实践心得体会					
反思与改进					
教师评价					

技能 16
触摸疗法（SZ-16）

【技能目标】

知识目标

（1）掌握触摸疗法的目的。

（2）熟悉触摸疗法的干预方法及治疗禁忌。

（3）了解触摸疗法的概念。

能力目标

（1）能够运用倾听、陪伴的方式，缓解失智老年人的不良情绪。

（2）能够正确评估失智老年人适宜开展的触摸疗法。

（3）能够对失智老年人开展触摸疗法训练，消除不安、焦躁和自卑心理。

素质目标

（1）能够接纳失智老年人的不良情绪和异常行为。

（2）能够与失智老年人进行有效的沟通交流。

（3）与医护人员、社会工作者等形成团队，在训练和照护中有良好的合作意识。

【相关知识】

一、基本概念

触摸疗法，又称"治疗性触摸"，是一种多重感官刺激，按摩会刺激老年人的下丘脑 - 垂体 - 肾上腺轴产生促肾上腺皮质激素，抑制交感神经活动，增强副交感神经活动，使老年人感到放松。适用于有情绪、行为症状的失智老年人。

二、常用方法

1. 触摸活动法

老年人将眼睛闭起来，照护人员将触摸板放到老年人面前，让其感受触摸板上物品的大小、形状和材质，并判断是什么物品。

2. 按摩法

手部按摩法：照护人员双手包裹住老年人的一只手，从手掌面开始按摩，用食指、中指、无名指在老年人的掌心顺时针画圆，并重复30秒，再轻轻握住手指，向指间方向滑动。

三、注意事项

（1）训练前需要与老年人进行沟通，说明训练内容和程序。

（2）训练时应积极鼓励老年人，关注其情绪变化。

（3）接触老年人的皮肤前要尽量让自己的双手保持温暖，如老年人有抵抗情绪，要立即停止。

【技能导入】

赵奶奶，83岁，居住在养老机构。表现为心神不安，情绪激动，恐惧不安，总是在走廊上徘徊不定，睡眠质量差。

【技能分析】

一、主要健康问题

心神不安，情绪激动，恐惧不安，总是在走廊上徘徊不定，睡眠质量差。

二、制订照护方案

针对赵奶奶的症状表现，为其制订个性化的认知训练方案，如触摸疗法。

三、主要训练目标

按摩手、足、背，改善老年人的情绪和睡眠状况，使其获得安心感，延缓失智症病情的发展，同时也可拉近照护人员与老年人之间的距离，增加彼此的信任感。

【技能实施】

一、操作流程

1. 准备

（1）物品准备：软枕，毛巾，小音箱。

（2）环境准备：安静、熟悉的环境，播放放松的轻音乐。

（3）人员准备：照护人员掌握良好的按摩技术，老年人情绪相对稳定。

（4）注意事项：注意老年人的状态，如有反感、排斥，应停止训练。

2. 训练

（1）成员介绍：照护人员自我介绍。

（2）活动介绍：向老年人说明活动内容和触摸疗法的意义。

（3）开展训练：将软枕放到老年人面前，将老年人的手放到软枕上，双手包裹住老年人的一只手，从手掌面开始按摩，用食指、中指、无名指在老年人的掌心顺时针画圆，并重复30秒，再轻轻握住手指，向指间方向滑动。

（4）活动结束：询问老年人的感受。

3. 整理用物

（1）将训练用品整理备用。

（2）记录老年人参与活动的表现、活动效果等。

4. 评价

赵奶奶的情绪有所好转。

二、操作注意事项

（1）操作前应熟悉老年人的行为习惯，根据老年人的认知程度、兴趣爱好、职业特征等，为其制订个性化训练方案。

（2）若老年人脾气不好，应提前设计沟通交流方式，取得老年人的配合。

（3）操作前应评估老年人的身体情况、情绪状态和意愿，无意愿者不可强迫。

（4）接触老年人的皮肤前要尽量让自己的双手保持温暖，如老年人有抵抗情绪，要立即停止。

（5）无论是接受按摩的老年人还是实施按摩的照护人员，对彼此应抱有关切之心。触摸疗法是通过人与人的接触培养温柔力量的手段。

【实践思考】

（1）进行触摸疗法训练时，如果老年人情绪突然暴躁，甚至影响到陪伴的家属，你应当如何处理？

（2）当失智老年人情绪低落、不愿意与人交流时，你会如何劝说老年人进行触摸疗法训练呢？

【技能工单】

技能名称	触摸疗法	学时		培训对象	
学生姓名		联系电话		操作成绩	
操作设备		操作时间		操作地点	
技能目的	1. 掌握触摸疗法的目的。 2. 熟悉触摸疗法的适宜人群及干预方法。 3. 了解触摸疗法的概念。 4. 能对失智老年人开展触摸疗法训练，消除不安和焦虑情绪。 5. 能够接纳失智老年人的不良情绪和异常行为。 6. 能与失智老年人进行沟通交流。 7. 能与医护人员、社会工作者形成良好的合作关系。				
技能实施	准备	1. 2. 3.			
	操作流程	1. 2. 3. 4. 5. 6. 7.			
	整理用物	1. 2.			
	评价				
教师评价					

【活页笔记】

技能名称	触摸疗法	姓名		学号	
实践要求	结合技能实施流程，开展实践练习。3人进行触摸疗法的模拟操作，1人扮演老年人，1人扮演老年人家属，1人进行模拟操作。完成后再交换角色实践练习。				
实践心得体会					
反思与改进					
教师评价					

模块 5：异常行为的处理

【模块描述】

痴呆的行为和精神症状（behavioral and psychological symptoms of dementia，BPSD）是指失智症患者经常出现的知觉、思维、心境或行为方面的精神病理症状，包括重复行为、游走行为、叫嚷行为、拒绝行为、随处小便行为等行为现象，以及狂躁、妄想、冲动攻击、情感与性需求、睡眠障碍等精神现象。这些症状不仅造成患者的痛苦，使其日常生活功能进一步丧失，还加重患者家庭的负担和家属的精神压力，是失智老年人照护工作中较为棘手的问题。科学的照护手段和技巧是延缓失智老年人疾病进展、缓解照护压力最为有效的方法之一。

【学习目标】

掌握

复述、回忆、计算力、判断力等认知训练技能。

熟悉

手工活动、音乐治疗等非药物干预方法。

了解

记忆、感知、计算等心理过程的内涵。

技能 17
重复行为应对（SZ-17）

【技能目标】

知识目标

掌握失智老年人重复行为的应对方法。

能力目标

（1）能够运用倾听、陪伴的方式，缓解失智老年人的不良情绪。

（2）能够对失智老年人开展复述、回忆训练，维持记忆功能。

（3）能够对失智老年人开展简单数字训练，维持计算能力。

（4）能够对失智老年人开展图案描绘、按指令完成动作等训练，维持判断力。

（5）能够引导失智老年人完成简单活动，维持日常基本生活能力。

素质目标

（1）能够接纳失智老年人的不良情绪和异常行为。

（2）能够与失智老年人进行有效的沟通交流。

（3）能够与医护人员、社会工作者等形成团队，具备良好的合作意识。

【相关知识】

一、重复行为

失智症早期通常表现为重复言语。病情发展到中期时，通常表现为重复言语的频率明显增加，伴随重复行为的出现，如重复购买相同的物品，重复做一些漫无目的的行为。

二、重复行为的原因

失智老年人在重复某些行为时，通常不知道自己在做什么，且行为本身反映出老年人缺乏安全感。

三、重复行为的处理原则

（1）找出重复行为背后的原因。

（2）不要责骂老年人，小心地提醒老年人"这样做是不适当的"。

（3）引导老年人去看、听或做其他事情，以此分散或转移老年人的注意力，如折毛巾、撕纸张、听音乐等。

（4）拥抱、轻拍老年人，通过适当的身体接触安慰老年人。

四、注意事项

（1）应充分了解老年人的人生经历，找出老年人重复行为背后的原因。

（2）关注老年人在重复行为时产生的焦虑情绪。

（3）充分与老年人及其家属沟通，了解老年人的生活习惯。

【技能导入】

李奶奶，73 岁，入住养老机构 2 个月，过去喜欢听歌、在茶馆喝茶。李奶奶双眼白内障，只能看见影子，可用助行架步行，因视力障碍、活动受限而情绪不佳，睡眠质量差，时有便秘。李奶奶一年前被医院诊断为中度阿尔茨海默病，家人将其送至养老机构且很少探访。入住机构后，李奶奶不主动参与任何活动，经常一个人坐在食堂或房间里，吃完早餐一小时便会不停叫嚷肚子饿要吃饭，并大力拍打桌子。

【技能分析】

一、主要健康问题

（1）认知障碍：患中度阿尔茨海默病。

（2）异常行为：不主动参与任何活动，经常一个人坐在食堂或房间里，吃完早餐一小时便会不停叫嚷肚子饿要吃饭，并大力拍打桌子。

二、制订照护方案

针对李奶奶的症状表现，为其制订个性化认知训练方案，如数字识别等。

三、主要训练目标

数字识别：引导失智老年人复述不同排列组合的数字，增强失智老年人对数字的认识，扩大老年人的短时记忆容量。

【技能实施】

一、操作流程

重复行为应对的操作流程如图 5-17-1 所示。

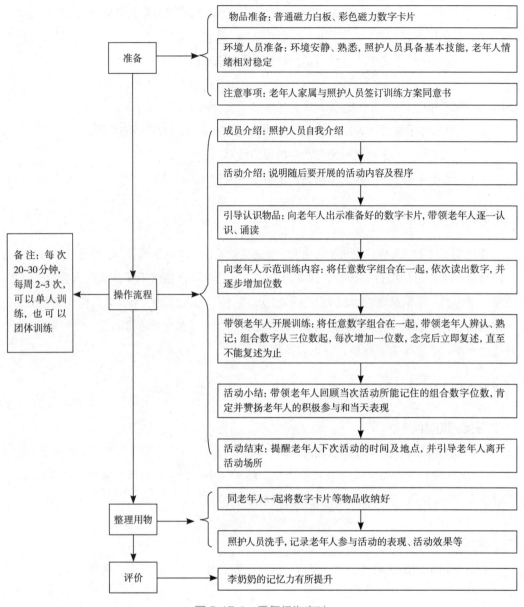

图 5-17-1　重复行为应对

二、操作注意事项

（1）操作前应熟悉老年人的行为习惯，根据老年人的认知程度、兴趣爱好、职业特征等，为其制订个性化训练方案。

（2）操作前应评估老年人的身体情况、情绪状态和意愿，无意愿者不可强迫。训练过程中，若老年人丧失兴趣，先中断，观察 2~3 分钟，如仍不配合，可终止。

（3）若老年人脾气不好，应提前设计沟通交流方式，取得老年人的配合。

（4）训练可适当增加难度以刺激老年人的记忆力，但要避免老年人因训练难度过大而产生焦虑情绪。

【实践思考】

（1）如何找出老年人重复行为背后的原因？

（2）如何改善老年人的重复行为问题？

【技能工单】

技能名称	重复性为应对	学时		培训对象	
学生姓名		联系电话		操作成绩	
操作设备		操作时间		操作地点	

技能目的	1. 掌握重复行为的应对方法。 2. 能对失智老年人开展复述、回忆训练，维持记忆功能。 3. 能接纳失智老年人的不良情绪和异常行为。 4. 能与失智老年人进行有效的沟通交流。 5. 能与医护人员、社会工作者形成良好的合作关系。

技能实施	准备	1. 2. 3.
	操作流程	1. 2. 3. 4. 5. 6. 7.
	整理用物	1. 2.
	评价	

教师评价	

【活页笔记】

技能名称	重复行为应对	姓名		学号	
实践要求	结合技能实施流程,开展实践练习。3人进行重复行为应对的模拟操作,1人扮演老年人,1人扮演老年人家属,1人进行模拟操作。完成后再交换角色实践练习。				
实践心得体会					
反思与改进					
教师评价					

技能 18
游走行为应对（SZ-18）

【技能目标】

知识目标

掌握失智老年人游走行为的应对方法。

能力目标

（1）能够运用倾听、陪伴的方式，缓解失智老年人的不良情绪。

（2）能够对失智老年人开展复述、回忆训练，维持记忆功能。

（3）能够对失智老年人开展简单数字训练，维持计算能力。

（4）能够对失智老年人开展图案描绘、按指令完成动作等训练，维持判断力。

（5）能够引导失智老年人完成简单活动，维持日常基本生活能力。

素质目标

（1）能够接纳失智老年人的不良情绪和异常行为。

（2）能够与失智老年人进行有效的沟通交流。

（3）能够与医护人员、社会工作者等形成团队，具备良好的合作意识。

【相关知识】

一、基本概念

1. 游走行为的原因

失智老年人发生游走的原因包括找不到路、情绪波动、身体不适、感到无聊等，当老年人的居住环境发生改变时，游走现象将更加频繁。此外，部分失智老年人发生游走是为了寻找心里所想的人或物。

2. 游走行为的处理原则

首先要注意失智老年人的游走行为是否会危害健康，如果不会，可设计一个安全的游走环境，让老年人适度发泄。如果一直走不休息，影响到健康，则需要想办法让老年人安静下来，可以先试着陪老年人坐下，抬高其双脚，再和老年人做一些安静的活动，如看照片、听音乐、折纸等。

二、常用方法

1. 预防

为避免失智老年人外出走失，可适当改造其居住环境，如在门上安装多个门插，在门上挂图画或壁毯等装饰物以隐藏出入口。此外，还可为老年人佩戴写有家人紧急联系方式的手环。

2. 回忆训练

（1）物品刺激法：给老年人看几件物品，令其记忆，如钢笔、手机、香蕉、脸盆、茶杯、电视遥控器等。物品数量可由少到多，逐步增加，然后请老年人回忆刚才看过的东西。观看的时间可由长到短，然后马上收起来，请老年人回忆刚才看到了什么东西。随后，可以逐渐增加难度，比如在给老年人看过东西后，要求其按观看顺序讲出来。

（2）图片刺激法：将老年人熟悉的环境做成图片作为刺激物，如一日三餐。可在进食后询问"咱们刚刚吃了什么？"，或呈现照片后令其回忆照片里出现的食物，在30分钟、1小时、2小时、4小时后再次追问。随着老年人正确率的提高，可逐渐减少图片的呈现时间，增加图片的数量，延长追问的间隔时间。

3. 居住环境调整

居住环境调整是指通过调整老年人的居住环境，帮助老年人减轻记忆负荷，包括简化环境，设置醒目的引导标志，固定摆放常用物品等。

三、注意事项

（1）训练时需要关注老年人因训练失败而产生的焦虑情绪。

（2）居住环境调整前，应充分与老年人沟通，了解其生活习惯。

【技能导入】

李奶奶，73岁，两年前被诊断为中度阿尔茨海默病，入住养老机构不久就开始反复在楼道里徘徊游走，好几次都差点摔倒，让周围的照护人员非常担心。

【技能分析】

一、主要健康问题

（1）认知障碍：中度阿尔茨海默病。

（2）异常行为：反复在楼道里徘徊游走。

二、制订照护方案

针对李奶奶的症状表现，为其制订个性化认知训练方案，如游戏配对等。

三、主要训练目标

游戏配对：通过配对动物与动物的家，引导失智老年人对事物和地点产生关联性认知，促进常识性记忆训练的强化。

【技能实施】

一、操作流程

游走行为应对的操作流程如图 5-18-1 所示。

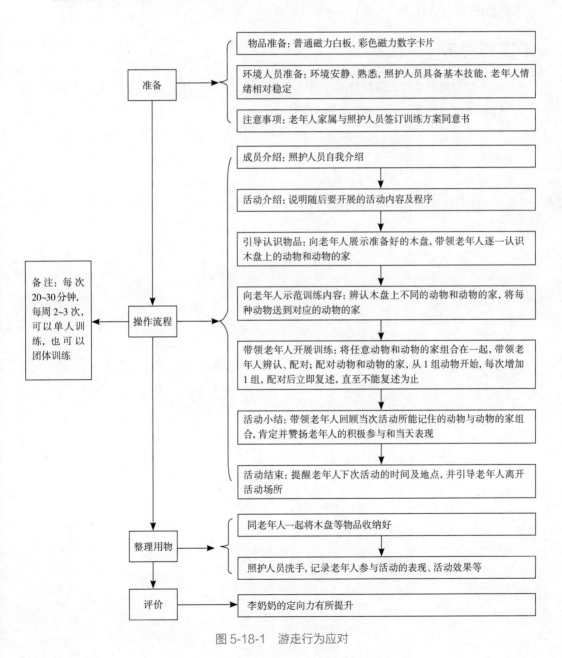

图 5-18-1　游走行为应对

二、操作注意事项

（1）操作前应熟悉老年人的行为习惯，根据老年人的认知程度、兴趣爱好、职业特征等，为其制订个性化训练方案。

（2）操作前应评估老年人的身体情况、情绪状态和意愿，无意愿者不可强迫。训练过程中，若老年人丧失兴趣，先中断，观察 2~3 分钟，如仍不配合，可终止。

（3）若老年人脾气不好，应提前设计沟通交流方式，取得老年人的配合。

（4）训练可适当增加难度以刺激老年人的记忆力，但要避免老年人因训练难度过大而产生焦虑情绪。

【实践思考】

（1）如何找出老年人游走行为背后的原因？

（2）如何改善老年人的游走行为问题？

【技能工单】

技能名称	游走行为应对	学时		培训对象	
学生姓名		联系电话		操作成绩	
操作设备		操作时间		操作地点	

技能目的	1. 掌握游走行为的应对方法。 2. 能对失智老年人开展复述、回忆训练，维持记忆功能。 3. 能接纳失智老年人的不良情绪和异常行为。 4. 能与失智老年人进行有效的沟通交流。 5. 能与医护人员、社会工作者形成良好的合作关系。

技能实施	准备	1. 2. 3.
	操作流程	1. 2. 3. 4. 5. 6. 7.
	整理用物	1. 2.
	评价	

教师评价	

【活页笔记】

技能名称	游走行为应对	姓名		学号	
实践要求	结合技能实施流程，开展实践练习。3人进行游走行为应对的模拟操作，1人扮演老年人，1人扮演老年人家属，1人进行模拟操作。完成后再交换角色实践练习。				
实践心得体会					
反思与改进					
教师评价					

模块6：心理社交照护

【模块描述】

失智老年人病情发展到一定程度时，不仅表现为记忆力减退和功能丧失，还会出现睡眠障碍、易怒、冲动攻击等心理、情绪、人格方面的变化。这些症状不仅造成患者的痛苦，使其日常生活功能进一步丧失，还加重患者家庭的负担和家属的精神压力，是失智老年人照护工作中较为棘手的问题。科学的照护手段和技巧是延缓失智老年人疾病进展、缓解照护压力最为有效的方法之一。

【学习目标】

掌握

（1）失智老年人狂躁的预防方法和应对措施。

（2）失智老年人幻觉妄想的预防方法和应对措施。

（3）失智老年人冲动攻击的预防方法和应对措施。

（4）失智老年人性行为异常的预防方法和应对措施。

（5）失智老年人睡眠障碍的预防方法和应对措施。

熟悉

（1）失智老年人狂躁的原因。

（2）失智老年人幻觉妄想的原因。

（3）失智老年人冲动攻击的原因。

（4）失智老年人性行为异常的原因。

（5）失智老年人睡眠障碍的原因。

了解

（1）失智老年人狂躁的常见类型和症状表现。

（2）失智老年人幻觉妄想的常见类型和症状表现。

（3）失智老年人冲动攻击的常见类型和症状表现。

（4）失智老年人性行为异常的常见类型和症状表现。

（5）失智老年人睡眠障碍的常见类型和症状表现。

技能 19
狂躁情绪应对（SZ-19）

【技能目标】

知识目标

（1）掌握失智老年人狂躁情绪的安抚方法。

（2）熟悉失智老年人常见的狂躁情绪类型。

能力目标

（1）能够分析失智老年人出现狂躁情绪的原因。

（2）能够采取措施预防失智老年人出现狂躁情绪。

（3）能够采取措施安抚失智老年人的狂躁情绪。

素质目标

（1）能够接纳失智老年人的不良情绪和异常行为。

（2）能够与失智老年人进行有效的沟通交流，安抚失智老年人的情绪。

（3）具备良好的合作意识。

（4）能够正确看待失智老年人的异常行为，疏导不良情绪。

【相关知识】

一、狂躁

狂躁是失智老年人的常见症状之一，出现这种症状的老年人往往情绪异常烦躁、吵闹、易怒，部分老年人甚至可能出现辱骂他人的言语攻击行为。

二、狂躁情绪出现的原因

1. 环境或生活方式的改变

当搬到新环境或家里的陈设、装饰风格突然发生变化时，失智老年人可能会因不适应新环境而出现狂躁不安、焦虑等情绪。

2. 长期照料者结构的变化

当与失智老年人关系亲密的家属或长期照料者因某种原因不能再陪伴或照顾老年人

时，老年人可能会出现狂躁不安、焦虑等情绪。

3. 要求未得到满足

当失智老年人提出的合理要求未得到满足时，老年人可能会出现狂躁情绪，甚至可能会出现吵闹等行为。

三、狂躁情绪的安抚方法

对于出现狂躁情绪的失智老年人，注意力转移法是最常用也是最有效的方式。当老年人情绪激动时，照护人员可将老年人带离冲突场合，采取暗示、诱导等方法分散其注意力，将其注意力转移到一些与冲突无关的、愉快的事情上。

四、注意事项

（1）不要在老年人发生吵闹行为时与其争论或抱怨，同时避免向老年人使用禁止、命令语言以及躯体约束措施。

（2）对于接触困难、有暴力倾向的失智老年人，照护人员要善于观察其动作、姿势和情感反应，及时发现其情绪变化，严防老年人在不良情绪支配下做出伤害他人的行为。

【技能导入】

李爷爷，83岁，确诊失智症2年，日常生活一直由老伴林奶奶照护。两个月前，林奶奶因病住院，李爷爷因无人照护被送入养老机构。近期，李爷爷情绪异常，总是烦躁、易怒，时常与照护人员争吵，甚至出现攻击行为。

【技能分析】

一、察觉异常行为

老年人总是烦躁、易怒，时常与照护人员争吵，甚至出现攻击行为。

二、分析异常行为的原因

李爷爷出现异常行为可能是由于居住环境和长期照料者发生改变。老伴林婆婆在李爷爷生活中占据着重要的位置，是李爷爷身体和心理的依靠，当这个依靠离开后，李爷爷有一种缺失和不安全感，从而出现烦躁不安的情绪。失智老年人往往因缺乏安全感而对周围环境充满敌意，而吵闹甚至攻击行为则是其表达需求、保护自己的方式。

三、采取个性化的应对措施

冷静处理，在合理范围内满足李爷爷的需求，转移其注意力，缓解狂躁症状。

【技能实施】

一、操作流程

1. 人员准备

照护人员应熟悉老年人的行为习惯，了解老年人的认知程度、兴趣爱好、职业特征等，具备失智老年人照护的职业素养。

2. 营造安全、平稳的环境

营造安全、舒适的环境，保证良好的采光，并尽量保持环境平稳。

3. 转移注意力

了解老年人的爱好，鼓励其参与感兴趣的活动，如听音乐等，转移注意力。同时，寻找诱发老年人焦虑、抑郁情绪的原因，及时处理。

李爷爷情绪异常是因为居住环境和长期照料者发生改变。因此，可在李爷爷的居住环境中放置一些其熟悉的老物件，或带李爷爷去医院看望老伴，录制一些老伴的语音或视频，一旦李爷爷再出现烦躁、吵闹的行为，照护人员可一边轻声安慰，一边播放老伴的语音或视频，使李爷爷感到安全、放心，从而有效缓解李爷爷的烦躁情绪。

4. 安全管理

对于有消极想法的老年人，做好物品及环境的安全管理，防止发生意外。

5. 总结评价

（1）观察老年人的情绪。如果老年人看上去平静、高兴，说明应对方法有效；如果老年人看上去仍然痛苦、烦躁甚至愤怒，说明应对方法未达到效果，需要采取其他方法。

（2）总结记录。照护人员要及时记录每次应对老年人异常行为的方法和结果。

二、操作注意事项

（1）当失智老年人出现焦虑、抑郁情绪时，照护人员要保持态度温和，安抚老年人的情绪。

（2）平时要尽量维持失智老年人生活在一个熟悉的环境，避免经常更换住所而导致狂躁症状反复。如果搬家或入住养老机构，应尽量保留老年人熟悉的物品。

（3）与失智老年人交谈时语调要平和、友好，如果老年人说的事情是错的，不要与其争论或试图纠正，可针对问题给予适当的解释和安慰，使老年人感到被理解。

【思考实践】

（1）失智老年人出现狂躁情绪的常见因素有哪些？

（2）照护人员在与出现狂躁情绪的失智老年人沟通时，应该注意些什么？

【技能工单】

技能名称	狂躁情绪应对	学时		培训对象	
学生姓名		联系电话		操作成绩	
操作设备		操作时间		操作地点	
技能目的	1. 能分析失智老年人出现狂躁情绪的原因。 2. 能采取措施预防失智老年人出现狂躁情绪。 3. 能采取措施安抚失智老年人的狂躁情绪。 4. 能与失智老年人进行有效的沟通交流。				
技能实施	准备	1. 2. 3.			
	安抚流程	1. 2. 3.			
	总结评价	1. 2.			
教师评价					

【活页笔记】

技能名称	狂躁情绪应对	姓名		学号	
实践要求	结合技能实施流程，开展实践练习。3人进行狂躁情绪应对的模拟操作，1人扮演老年人，1人扮演老年人家属，1人进行模拟操作。完成后再交换角色实践练习。				
实践心得体会					
反思与改进					
教师评价					

技能 20
幻觉妄想应对（SZ-20）

【技能目标】

知识目标

（1）掌握失智老年人幻觉妄想的应对措施。

（2）熟悉失智老年人常见的幻觉妄想类型。

（3）了解幻觉妄想的概念。

能力目标

（1）能够分析失智老年人出现幻觉妄想的原因。

（2）能够采取措施应对失智老年人的幻觉妄想。

素质目标

（1）能够接纳失智老年人的不良情绪和异常行为。

（2）能够与失智老年人进行有效的沟通交流，安抚失智老年人的情绪。

（3）具备良好的合作意识。

（4）能够正确看待失智老年人的异常行为，疏导不良情绪。

【相关知识】

一、常见的幻觉类型

幻觉是指在客观现实中并不存在某种事物的情况下，失智老年人却能感知有这种事物的存在，是一种虚幻的知觉，最常见的是幻听和幻视。幻觉可能诱发失智老年人出现一些危险行为，应及时防范。

1. 幻听

幻听是失智老年人最常见的异常行为。存在幻听症状的失智老年人常自述听到各种声音，通常为言语声，其来源、清晰程度和内容各不相同。幻听可为评论、争论，也可为命令，甚至可直接支配老年人的行动，如听见周围有人议论自己等。此类失智老年人会有相应的情绪和行为反应，如与幻听对骂，在耳中塞棉花等。

2. 幻视

幻视的内容多为鲜明、生动的形象，也可为支离破碎的人形或令人惊恐的怪物、猛兽，如看见屋子里有不存在的人或动物等。

二、常见的妄想类型

失智老年人最常见的妄想症状主要包括以下 4 种。

1. 被窃妄想

存在被窃妄想症状的失智老年人总觉得自己的东西被人偷了，或有人在觊觎自己的东西，怀疑照护人员或家人要偷走自己的钱财等，并会出现情绪激动、坐立不安，甚至晚上不睡觉到处找东西。

2. 被害妄想

存在被害妄想症状的失智老年人会认为他人企图迫害或毒害自己或家人，常合并有攻击行为、拒绝进食等。

3. 嫉妒妄想

存在嫉妒妄想症状的失智老年人会怀疑身边的人比如老伴对自己不忠，从而出现吵闹甚至攻击行为。

4. 被遗弃妄想

存在被遗弃妄想症状的失智老年人会产生自己要被家人遗弃的想法，易合并抑郁症状。

三、幻觉妄想的应对措施

1. 避免争辩或否定

要充分理解幻觉妄想是一种疾病症状，不与老年人争辩或解释，也不要否定老年人，应尽量避免激怒老年人，防止其出现攻击行为。

2. 倾听并理解老年人的感受

要耐心倾听，引导老年人表达自己的猜疑、担心，理解老年人的感受。

3. 解除担心，给予安全感

了解老年人幻觉妄想的内容，为老年人提供令其安心的"证物"，解除老年人的担心，给予安全感。例如，有的老年人怀疑房产证被偷，照护人员可与家属沟通，制作房产证的副本并交给老年人保管。

4. 转移注意力

细心观察，发现对老年人有效的转移注意力的方式。当老年人纠结于幻觉、妄想或猜疑时，可引导老年人参加感兴趣的活动以转移注意力。

四、注意事项

（1）确认老年人的合理需求是否得到满足，即积极寻找老年人出现幻觉妄想的原因。

（2）防止老年人出现自伤或伤人的情况。

【技能导入】

于奶奶，78岁，退休教师，患失智症4年，目前住在养老机构。近段时间，照护人员发现于奶奶总是对着空无一人的窗外破口大骂，"你这小偷，休想偷我的房产证，快滚出去！"这天，于奶奶吵着要去报警，说发现自己的房产证被偷了。

【技能分析】

一、察觉异常行为

（1）幻觉行为：幻视，看见窗外有小偷，并与之争吵。

（2）妄想行为：被窃妄想，认为自己的房产证被偷了。

二、分析异常行为的原因

仔细观察并记录老年人的症状表现，分析环境、人员等影响因素，找出原因，制订照护计划，消除诱发刺激因素。

三、采取个性化的应对措施

引导老年人参与感兴趣的活动，转移注意力，缓解幻觉妄想症状。

【技能实施】

一、操作流程

1. 准备

（1）人员准备：照护人员应熟悉老年人的行为习惯，了解老年人的认知程度、兴趣爱好、职业特征等，具备失智老年人照护的职业素养。

（2）环境准备：营造安全、舒适的环境，保证良好的采光，并尽量保持环境平稳。

2. 风险评估

评估老年人的异常行为给自己或他人（其他老年人、照护人员）造成安全风险的程度，根据评估结果采取不同的应对措施。轻度可采取非药物干预，中度可采取非药物干预＋就医，重度则需要转至医院进行治疗。

3. 非药物干预

（1）收集老年人行为表现的详细信息。

收集、记录老年人行为表现的详细信息，要求家属及照料者回顾老年人出现异常行为的整个过程，进行客观描述。

（2）分析触发原因。

根据老年人行为表现的详细信息，排查触发异常行为的原因。

（3）消除诱发刺激因素，做好安全防护。

回顾老年人出现幻觉妄想行为前的细微迹象，观察并分析老年人的行为表现，寻找诱发刺激因素，制订相应的照护计划，预防异常行为的发生。例如，如果老年人诉说地上有蛇并感到害怕，照护人员可以做出驱赶"蛇"的样子，帮助老年人把"蛇"赶走，使老年人感到安心。

（4）认同感受，帮助解决问题。

当老年人诉说幻觉妄想内容时，不要急于与老年人争执内容的真假，不要一味去纠正或辩解，避免加重老年人的情绪波动。要认真倾听其诉说，并表示理解。如果老年人看上去很害怕或不安，要陪伴老年人，表达关心和安慰。在老年人出现幻觉妄想行为时，要站在老年人的角度思考，帮助老年人解决问题，尊重并认可老年人。

（5）平静应对，分散注意力。

当老年人情绪失控时，照护人员要冷静应对，先用老年人喜欢的事物吸引老年人，转移注意力。

（6）及时寻求专业人员的帮助。

当失智老年人的幻觉妄想症状严重，转移注意力、安抚等方法几乎无法奏效，甚至造成照护冲突或给老年人自身或他人造成风险时，要及时寻求专业人员的帮助。

4. 总结评价

（1）观察老年人的情绪。如果老年人看上去平静、高兴，说明应对方法有效；如果老年人看上去仍然痛苦、烦躁甚至愤怒，说明应对方法未达到效果，需要采取其他方法。

（2）总结记录。照护人员要及时记录每次应对老年人异常行为的方法和结果。

二、操作注意事项

（1）在风险评估中，轻度风险是指老年人的行为对自己和他人的安全无明显威胁；中度风险是指老年人的行为可能会对自己和他人的安全造成威胁，如老年人出现焦虑、抑郁、幻觉、妄想、性行为异常、睡眠紊乱等；重度风险是指老年人出现自伤或伤人的行为，对自己和他人的安全造成持续威胁。

（2）导致老年人出现异常行为的原因如下。

①个人因素：如身体不适、合理需求未得到满足等。

②环境因素：如环境由熟悉变为陌生、灯光刺激、声音干扰等。

③照料者因素：如照料者不恰当的语言、肢体行为、照护方式等。

④生活经历相关因素：如周围的人或事触发了老年人对之前生活事件的回忆，回忆使老年人感到痛苦，引发异常行为。

（3）在照护工作中，照护人员要留意老年人的面部表情、肢体语言、行为等的细微变化。这些细微变化都可能成为异常行为发生的导火索，需要特别注意。

（4）失智老年人异常行为的干预与照护有时需要专业团队协同作业，包括医生、专业治疗师、提供支持服务的社会工作者等。

（5）做好安全防护，将剪刀等利器放置于患者接触不到的位置，24小时陪护，注意观察患者的异常行为，防止自伤或他伤。

【思考实践】

（1）如果失智老年人因幻觉而出现翻窗户、使用刀具自卫等安全风险行为，你应当如何处理？

（2）面对出现幻觉妄想症状的失智老年人，照护人员应具备哪些基本素质？

【技能工单】

技能名称	幻觉妄想应对	学时		培训对象	
学生姓名		联系电话		操作成绩	
操作设备		操作时间		操作地点	
技能目的	1. 能分析失智老年人出现幻觉妄想的原因。 2. 能采取措施预防失智老年人出现幻觉妄想。 3. 能采取措施应对失智老年人的幻觉妄想。 4. 能与失智老年人进行有效的沟通交流。				
技能实施	准备	1. 2.			
	评估				
	非药物干预	1. 2. 3. 4. 5. 6.			
	总结评价	1. 2.			
教师评价					

【活页笔记】

技能名称	幻觉妄想应对	姓名		学号	
实践要求	结合技能实施流程，开展实践练习。3 人进行幻觉妄想应对的模拟操作，1 人扮演老年人，1 人扮演老年人家属，1 人进行模拟操作。完成后再交换角色实践练习。				
实践心得体会					
反思与改进					
教师评价					

技能 21
冲动攻击应对（SZ-21）

【技能目标】

知识目标

（1）掌握失智老年人冲动攻击的预防策略和应对措施。

（2）熟悉失智老年人出现冲动攻击的原因。

（3）了解失智老年人冲动攻击的表现。

能力目标

（1）能够分析失智老年人出现冲动攻击的原因。

（2）能够采取措施预防失智老年人出现冲动攻击。

（3）能够采取措施应对失智老年人的冲动攻击。

素质目标

（1）能够接纳失智老年人的不良情绪和异常行为。

（2）能够与失智老年人进行有效的沟通交流，安抚失智老年人的情绪。

（3）具备良好的合作意识。

（4）能够正确看待失智老年人的异常行为，疏导不良情绪。

【相关知识】

一、冲动攻击

冲动攻击是在失智老年人照护工作中较难应对的问题。失智老年人的冲动攻击可表现为言语攻击，如辱骂他人，也可表现为肢体动作，如踢、推、抓、咬、掐、拧人等。

二、冲动攻击的原因

1. 自身因素

（1）失智老年人出现身体不适，如疼痛、发热等，但却无法向照料者清晰地表达，引起心情烦躁，易诱发攻击行为。

（2）失智老年人对自己的行为缺乏控制，如无法自由选择日常活动或难以与人沟通，导致老年人感到压力、挫败，易诱发攻击行为。

（3）失智老年人可能因认知障碍出现精神错乱，如产生幻视、幻听、幻嗅等，变得疑心重重，当其误以为自己遭受迫害或威胁时，会出现攻击行为，进行自我保护。

（4）某些药物的副作用也可能导致失智老年人产生攻击行为。

2. 环境因素

当失智老年感到自己所处环境有压迫感时，可能产生攻击行为，如扰人的噪声、刺眼的灯光、鲜艳的颜色、特殊的气味、新的居住环境等。

3. 交流障碍

在与失智老年人沟通交流时，照护人员的不耐烦或不友善行为易使敏感的老年人产生压力和不安。向老年人提问或表达老年人难以理解的事情，不断否定老年人，让老年人做不感兴趣、不愿意做的事情等，也可能造成失智老年人不愉快，从而引发攻击行为。

三、冲动攻击的预防

1. 时刻留意失智老年人的情绪变化

为失智老年人换衣服、洗澡、换药及搀扶时，可通过老年人的面部表情判断其情绪是否特别忧郁或愤怒。当失智老年人情绪不佳、正在生气时，最好避免与其产生肢体接触，以免老年人误以为有人要伤害自己而出手攻击。此时，照护人员应留在老年人的视线范围内，边做自己的事边从旁观察，这样可让老年人随时找到自己，知道有人在旁陪伴，从而让老年人有安全感，有助于稳定情绪。

2. 培养规律的生活习惯

引导失智老年人培养规律的生活习惯，但要避免生活习惯改变太大。

3. 注意沟通交流的技巧

接触失智老年人时，要用温和平静的语气与其交谈，语速不要太快，声调不要太高，内容不要太多，尽量简单明了。每次在做事情之前先自我介绍，告诉老年人现在是什么时候，在什么地方，接下来要去做什么事情，尽量取得其同意。交谈时可用手轻轻触碰老年人，触碰部位可以是肩膀、手背，但不要从背后触碰老年人，以免老年人以为有人要伤害自己而出手攻击。当有两位及以上的照护人员同时在场时，不要七嘴八舌，一次只需要一位照护人员与老年人交谈。

四、冲动攻击的应对原则

1. 平静对待

当失智老年人产生冲动攻击时，不要惊慌或立即指责老年人。如果照护人员表现出愤怒，甚至责骂老年人，会导致老年人更难自控。

2. 安抚情绪

要温柔对待失智老年人，经常安慰老年人，用温和的语气与其交谈。

3. 自我心理调节

照护人员要做好自我心理调节，要理解失智老年人的情绪，不与老年人计较，明白老年人并不是针对自己，而是因患病无法正确控制自己的行为。

【技能导入】

谭爷爷，82岁，患失智症3年，如今情况越来越差。近期，谭爷爷非常抗拒洗澡，并表现出非常不愉快的情绪。夏日炎炎，照护人员再次试图劝说谭爷爷洗澡，谭爷爷心情烦躁，在拒绝时挥舞拐杖驱赶照护人员。

【技能分析】

一、分析异常行为

老年人情绪烦躁，使用拐杖攻击、驱赶照护人员。

二、分析异常行为的原因

仔细观察并记录老年人的症状表现，分析环境、人员等影响因素，找出原因，制订照护计划，消除诱发刺激因素。

三、采取个性化的应对措施

照护人员应保持冷静，避免进一步刺激老年人，在确保老年人安全的前提下，可通过转移注意力等方式，缓解老年人的症状，必要时可暂时离开现场并寻求帮助。

【技能实施】

一、操作流程

1. 准备

（1）环境准备：营造安全、舒适的环境，收起容易造成危险的尖锐物品，保证良好的采光。

（2）人员准备：照护人员应熟悉老年人的行为习惯，了解老年人的认知程度、兴趣爱好、职业特征等，具备失智老年人照护的职业素养。

2. 调整个人情绪

当失智老年人出现攻击行为时，照护人员应保持冷静，要理解攻击行为是疾病所致而不是针对某个人，不要为此感到生气或伤心，更不要指责老年人。

3. 将危险降到最低

当失智老年人出现攻击行为时，照护人员要把老年人周围的危险品和贵重物品收起来，不要靠老年人太近，一方面避免自身受到伤害，另一方面避免让老年人感受到人身威胁。

4. 及时寻求专业团队帮助

如果老年人情绪难以平复，要及时寻求专业团队帮助，尽快将老年人的情绪安抚下来。如果是照护人员的行为触发了老年人的攻击行为，则需要更换另一位照护人员实施照护。

5. 按照管理流程及时汇报

如果养老机构有突发事件应急预案，应按照管理流程及时汇报。机构应本着无责上报的原则，对于攻击事件进行汇总，并及时召开攻击事件分析会议，请当事者分享老年人攻击行为发生之前和当时的情况，有助于团队成员之间进行交流，积累应对经验，优化照护方案。

6. 分析攻击行为背后的原因

首先，分析老年人本身的性格特点、行为模式，如老年人是不是平时脾气就很暴躁。其次，审视照护人员的行为，如是否存在言行举止不当造成老年人的不满。此外，随时观察并记录失智老年人产生攻击行为的场景、事件、对象，在生活中尽量避免这些刺激因素，预防攻击行为的再次发生。

7. 总结记录

照护人员要及时记录每次应对老年人异常行为的方法和结果。

二、操作注意事项

（1）当失智老年人出现攻击行为时，一定要注意将老年人周围的剪刀等利器收起来，以免被当作攻击工具。

（2）应根据失智老年人出现冲动攻击的原因，采取相应的措施。假如老年人是因身体不适而出现冲动攻击，应找出其身体不适的原因并予以消除。假如老年人是因受到嘈杂环境刺激而烦躁不安时，可将其安排到一个安静、轻松的环境，通过听音乐、按摩等转移注意力。假如失智老年人不喜欢洗澡，不要强迫其洗澡，令老年人保持心情愉快更重要。

（3）如果无法控制老年人的攻击行为，应及时带其就医。医生会综合评估老年人的症状表现，分析有无引起攻击行为的潜在疾病、疼痛等，结合老年人的实际情况给出科学、恰当的建议。

【思考实践】

（1）如何降低失智老年人出现冲动攻击的可能？

（2）在日常照护工作中，如果失智老年人出现攻击行为，你会如何处理？

【技能工单】

技能名称	冲动攻击应对	学时		培训对象	
学生姓名		联系电话		操作成绩	
操作设备		操作时间		操作地点	
技能目的	1. 能分析失智老年人出现冲动攻击的原因。 2. 能采取措施预防失智老年人出现冲动攻击。 3. 能采取措施应对失智老年人的冲动攻击。 4. 能与失智老年人进行有效的沟通交流。				
技能实施	准备	1. 2.			
	应对流程	1. 2. 3. 4. 5. 6.			
	记录总结				
教师评价					

【活页笔记】

技能名称	冲动攻击应对	姓名		学号	
实践要求	结合技能实施流程，开展实践练习。3人进行冲动攻击应对的模拟操作，1人扮演老年人，1人扮演老年人家属，1人进行模拟操作。完成后再交换角色实践练习。				
实践心得体会					
反思与改进					
教师评价					

技能 22
情感与性需求（SZ-22）

【技能目标】

知识目标

（1）掌握失智老年人性行为异常的预防策略和应对措施。

（2）了解失智老年人性行为异常的表现。

能力目标

（1）能够分析失智老年人出现性行为异常的原因。

（2）能够采取措施应对失智老年人的性行为异常。

素质目标

（1）能够接纳失智老年人的不良情绪和异常行为。

（2）能够与失智老年人进行有效的沟通交流，安抚失智老年人的情绪。

（3）具备良好的合作意识。

（4）能够正确看待失智老年人的异常行为，疏导不良情绪。

【相关知识】

一、性行为异常的表现

失智老年人的各项生理功能出现衰退，但仍然会有情感与性需求。有的失智老年人因下丘脑中枢出现病变而对性激素敏感，或因垂体前叶病变而分泌过多性激素导致性欲亢进，同时又因认知障碍而控制力低下，会出现不良的性行为，主要表现为以下方面：

（1）公开谈论跟性有关的话题。

（2）公开暴露性器官。

（3）公开自慰。

（4）对周围人做出一些不恰当的行为。

二、性行为异常的应对原则

1. 持尊重的态度处理，避免嘲讽或蔑视

照护人员要理解失智老年人是因患病而出现人格改变，且不知该如何正确地表达自己

的需求。当老年人出现性行为异常时，照护人员要尊重老年人，根据老年人的病情采取相应的措施。

2. 注重团队合作

性行为问题比较棘手，需要照护团队的共同合作，避免让照护人员一个人默默承受。

三、注意事项

（1）失智老年人的性行为异常是一种病态表现，并非身心自然所为，应避免老年人处在易引起性欲亢进的环境，尽量保证老年人在安静、舒适、愉快的环境中生活。

（2）当失智老年人出现性行为异常时，照护人员应努力保持冷静，反应不要过于强烈，积极找出行为背后的原因。

【技能导入】

孙爷爷，75 岁，患失智症 4 年，入住养老机构 2 年。照护人员向机构管理反映，孙爷爷最近多次在公共区域活动时脱掉裤子，暴露下体，惹得其他老年人纷纷不满，还企图拥抱女性照护人员。

【技能分析】

一、分析异常行为

老年人存在性行为异常，表现为自我暴露，企图与他人发生不恰当的肢体接触。

二、分析异常行为的原因

仔细观察并记录老年人的症状表现，分析环境、人员等影响因素，找出原因，制订照护计划，消除诱发刺激因素。

三、采取个性化的应对措施

照护人员应保持冷静，避免进一步刺激老年人，不要过度反应，带老年人离开公众场合并设法转移其注意力。

【技能实施】

一、操作流程

1. 准备

（1）环境准备：营造安全、安静、舒适的环境，保证良好的采光。

（2）人员准备：照护人员应熟悉老年人的行为习惯，了解老年人的认知程度、兴趣爱好、职业特征等，具备失智老年人照护的职业素养。

2. 调整个人情绪

当失智老年人出现性行为异常时，保持冷静，不要过度反应。

3. 耐心阻止并分散老年人的注意力

当失智老年人在公众场合出现脱掉衣服、暴露生殖器、不恰当地触摸他人等行为时，要耐心、温和地阻止老年人，并尝试转移其注意力。

4. 适当肢体接触，增强老年人的安全感

照护人员应给予失智老年人适当的肢体接触，如拍手、按摩等，增加其安全感。

5. 分析行为背后的原因，消除诱发因素

分析老年人出现异常行为的原因，如脱光衣服是否是因为衣服太紧，暴露生殖器是否是因为皮肤瘙痒或想要小便，想触摸他人是否是因为对方与心里想的人神似。当失智老年人出现性行为异常时，应提供让老年人舒适的衣服，关注老年人的身体状况，用心观察老年人的需求，随时给予协助，减少此类问题的发生。

6. 总结记录

照护人员要及时记录每次应对老年人异常行为的方法和结果。

二、操作注意事项

（1）可以让失智老年人适当地参与一些集体活动，如社交联谊会，以此满足其情感需求。

（2）在为失智老年人选择衣服时，应以柔软、宽松、舒适的衣服为首选，尤其内衣、内裤不能过于紧身，以免引起老年人的性幻想。

（3）若失智老年人性欲特别亢进，难以管理，应咨询医生，给予适当处理。

【思考实践】

（1）失智老年人出现性行为异常的原因有哪些？

（2）如果失智老年人出现性行为异常，你作为照护人员该如何调整自己的心态？

【技能工单】

技能名称	情感与性需求	学时		培训对象	
学生姓名		联系电话		操作成绩	
操作设备		操作时间		操作地点	
技能目的	1. 能分析失智老年人出现性行为异常的原因。 2. 能采取措施预防失智老年人出现性行为异常。 3. 能采取措施应对失智老年人的性行为异常。 4. 能与失智老年人进行有效的沟通交流。				
技能实施	准备	1. 2.			
	应对流程	1. 2. 3. 4. 5.			
	记录总结				
教师评价					

【活页笔记】

技能名称	情感与性需求	姓名		学号	
实践要求	结合技能实施流程,开展实践练习。3人进行情感与性需求的模拟操作,1人扮演老年人,1人扮演老年人家属,1人进行模拟操作。完成后再交换角色实践练习。				
实践心得体会					
反思与改进					
教师评价					

技能 23
睡眠障碍应对（SZ-23）

【技能目标】

知识目标

（1）掌握失智老年人睡眠障碍的应对措施。

（2）熟悉失智老年人睡眠障碍的表现。

（3）熟悉失智老年人睡眠障碍的原因。

能力目标

（1）能够分析失智老年人出现睡眠障碍的原因。

（2）能够采取措施预防失智老年人出现睡眠障碍。

（3）能够采取措施应对失智老年人的睡眠障碍。

素质目标

（1）能够接纳失智老年人的不良情绪和异常行为。

（2）能够与失智老年人进行有效的沟通交流，安抚失智老年人的情绪。

（3）具备良好的合作意识。

（4）能够正确看待失智老年人的异常行为，疏导不良情绪。

【相关知识】

一、睡眠障碍

睡眠障碍是指老年人对睡眠时间和（或）质量不满足并影响日间社会功能的一种主观体验。表现为入睡困难（入睡时间＞30分钟）、睡眠维持障碍（整夜觉醒次数＞2次）、早醒、睡眠质量下降和总睡眠时间减少（通常＜6小时），伴有日间功能障碍、焦虑和抑郁等症状，可造成精神活动频率降低和社会功能降低。

相对于正常老年人，失智老年人更易出现睡眠障碍，其睡眠效率较低，醒来次数较多，甚至睡眠倒错。随着病情进展，这些症状会变得更为严重。

二、睡眠障碍的原因

1. 生理因素

褪黑素是大脑松果体分泌的一种能改善人类睡眠与清醒周期的激素。光照能抑制褪黑素的分泌，而黑暗则刺激其分泌，故夜间血液中的褪黑素含量增多。失智老年人的褪黑素分泌下降，进而引起生物节律紊乱，睡眠质量下降，认知功能损害，出现入睡困难、睡眠时间减少、早醒、睡眠变浅、睡眠节律发生改变等睡眠障碍。

2. 疾病因素

躯体疾病引起的疼痛不适、咳嗽气喘、皮肤瘙痒、尿急尿频、强迫体位、长期卧床等均可影响睡眠。

3. 药物因素

失智老年人常会服用多种药物，药物不良反应可能对睡眠质量造成影响，引起睡眠障碍，如抗高血压药物、糖皮质激素、钙离子拮抗剂、利尿剂、支气管扩张剂、抗抑郁药、甲状腺激素等药物均可能引起睡眠障碍。

4. 环境因素

失智老年人对陌生环境的适应性较差，灯光、气味、床的软硬程度、空气流通程度、室内温度等都会在一定程度上影响老年人的睡眠质量。

5. 不良睡眠习惯因素

失智老年人的不良睡眠习惯会影响其睡眠质量，如每天睡眠时间无规律，白天午睡或躺在床上的时间过长，白天打瞌睡，睡前吸烟、饮咖啡或浓茶、做剧烈活动等。

三、睡眠障碍的常见症状

睡眠对认知功能起着重要作用。在睡眠过程中，新的记忆被激活，并在海马体和大脑皮质之间转化，整合为更广泛的联系，促进和改善认知能力。睡眠障碍会损害认知功能，进而加速失智症的形成，导致老年人出现认知障碍、免疫力降低、内分泌失调，伴随严重的焦虑、烦躁，甚至出现一系列并发症，这会加快失智老年人衰退的进程。失智老年人睡眠障碍的常见症状包括：

（1）白天睡眠时间增多。

（2）日落综合征。

（3）傍晚情绪紊乱、烦躁。

（4）入睡困难。

（5）睡后易醒。

（6）醒后喊叫。

（7）下床，无目的地游走、翻东西。

四、改善睡眠障碍的方法

1. 创造良好的睡眠环境

失智老年人需要有良好的睡眠环境，包括适宜的温度、湿度、光线等，避免外界不良环境对老年人感官产生不良刺激。室内应保持适宜的温度，一般冬季为18~22℃，夏季为25~28℃，湿度保持在50%~60%，保证空气的清新和流动。

2. 建立良好的睡眠习惯

失智老年人白天应进行适当的锻炼或外出参与一些社交活动，这样有助于消除白天的烦闷，减少白天打瞌睡、晚间夜游的可能性，避免在非睡眠时间卧床，固定睡眠时间。床铺应整洁干净，床上用品应按老年人的喜爱进行选购。老年人睡前应避免饮用咖啡、浓茶等刺激性饮料。

3. 缓解老年人的心理压力

轻松愉快的心情有助于睡眠，可指导老年人睡前做一些放松活动以促进睡眠。听音乐可改善失智老年人的焦虑情绪，有助于转移注意力，从而消除或减轻失智症引起的各种不适。

4. 缓解老年人的不适感

失智老年人大多有基础疾病，疾病会给老年人带来便秘、尿频、尿急、疼痛等不适，进而影响老年人的睡眠质量。减轻基础疾病的症状，可缓解老年人的不适感，提高老年人的睡眠质量。

5. 加强安全防护

失智老年人因自理能力较差，容易出现精神障碍（如抑郁、易怒等），甚至出现夜游症，发生伤人、自伤、跌倒等各种意外。因此，照护人员一定要严加守护，夜间入睡时应陪伴其左右，防止老年人夜游时出现意外，必要时应寻求专业医疗帮助。

6. 遵医嘱使用药物

严重失眠的失智老年人可遵医嘱使用镇静催眠药，服药时照护人员应密切观察药物的作用及副作用，注意药品的存放，防止老年人误服、多服。

五、注意事项

（1）部分失智老年人会混淆白天与夜晚，所以可以在老年人夜间入睡前清除其白天会用到的物品，如把白天穿的衣服藏起来，防止老年人半夜醒来时以为是白天而起床穿衣。

（2）对于夜尿多的老年人，晚上应减少饮水量，并将尿壶放在床边，避免夜间频繁下床往来厕所而影响睡眠质量。

【技能导入】

宋爷爷，74岁，轻度失智，患有高血压，每日遵医嘱口服降压药。近期睡眠质量变差，夜间入睡困难，常常半夜醒来后无法入睡，直到天亮；白天头晕、乏力、暴躁易怒，容易打瞌睡，且午睡时间过长。

【技能分析】

一、睡眠障碍的情况

（1）夜间睡眠质量差，入睡困难，易惊醒。
（2）白天午睡时间过长。

二、分析睡眠障碍的原因

仔细观察并记录老年人一段时间内的睡眠情况，分析躯体、环境、心理等影响因素。

三、采取个性化的应对措施

营造舒适、安静的环境，增加老年人白天的运动量，减少其白天的睡眠时间。

【技能实施】

一、操作流程

1. 准备

（1）环境准备：营造安全、安静、舒适的环境，保证良好的采光。
（2）人员准备：照护人员应熟悉老年人的行为习惯，了解老年人的认知程度、兴趣爱好、职业特征等，具备失智老年人照护的职业素养。

2. 评估

分析老年人的睡眠情况，查看睡眠日记。分析失智老年人的入睡时间、睡眠时间、入睡后醒了多少次等，确定老年人睡眠障碍的类型和表现，再进一步确定老年人睡眠障碍的影响因素。

3. 沟通观察

对失智老年人进行睡眠障碍照护时，需要提前与失智老年人进行沟通，并观察其状态。

4. 增加白天的活动频率

白天鼓励失智老年人进行一些简单且运动量不大的活动，如陪老年人购买日用品、散步等，以此来减少老年人白天休息的时间，维持正常的作息。

5. 改善睡眠环境

睡前关闭门窗，拉好窗帘，调节室内温、湿度。夏季室温调节至 25~28℃，冬季室温调节至 18~22℃，相对湿度 60%。

6. 协助入睡

（1）放下床挡，检查床铺无渣屑，按压被褥至松软适中，整理枕头至蓬松，根据老年人习惯适当调整枕头高度。

（2）协助老年人上床就寝，盖好盖被，支起床挡。

（3）指导老年人进行睡前放松训练。

（4）开启地灯，关闭大灯，退出房间，关上房门，通过门上可视窗口观察老年人的状况，待其安静入睡后，方可离开，定时查房。

7. 整理记录

记录老年人的睡眠情况、应对措施，总结照护经验，改进照护措施。

二、操作注意事项

（1）协助入睡时，可以尝试让失智老年人听柔和的音乐、喝热牛奶、温水泡脚，以放松身心。

（2）失智老年人出现严重睡眠障碍并影响到日常生活时，应及时寻求医护人员的专业帮助。

【思考实践】

（1）改善失智老年人睡眠质量的方法有哪些？

（2）当失智老年人夜晚入睡困难且经常凌晨在公共区域游走时，你该如何处理？

【技能工单】

技能名称	睡眠障碍应对	学时		培训对象	
学生姓名		联系电话		操作成绩	
操作设备		操作时间		操作地点	

技能目的	1. 能分析失智老年人出现睡眠障碍的原因。 2. 能采取措施预防失智老年人出现睡眠障碍。 3. 能采取措施应对失智老年人的睡眠障碍。 4. 能与失智老年人进行有效的沟通交流。	
技能实施	准备	1. 2.
	评估	
	应对流程	1. 2. 3. 4.
	整理记录	
教师评价		

【活页笔记】

技能名称	睡眠障碍应对	姓名		学号	
实践要求	结合技能实施流程，开展实践练习。3人进行睡眠障碍应对的模拟操作，1人扮演老年人，1人扮演老年人家属，1人进行模拟操作。完成后再交换角色实践练习。				
实践心得体会					
反思与改进					
教师评价					

模块 7：失智症照护体系及照护计划制订

【模块描述】

根据失智症的不同病程，其照护原则也有所不同。针对失智症所出现的行为症状及其特殊性，应遵守相应照护原则来护理失智老年人。

1. 分型照护原则

（1）身体失调型：密切关注老年人的情绪波动变化、出入量。

（2）环境不适型：照护人员、居住环境相对固定，带领老年人熟悉周围环境、事物。

（3）智力衰退型：加强老年人情境认知。

（4）自我纠结型：消除老年人的孤独感，忌压抑。

（5）时常游离型：制订角色任务，协助老年人完成。

（6）乐于回归型：为老年人营造过去美好情境，使其生活在美好回忆中。

2. 理解行为原则

失智老年人会出现各种异常行为，但老年人自己并不认为其行为是病态的，如果对老年人进行指责、批评，不仅不会有效果，还往往适得其反，加重病情。因此被确诊为失智症的老年人的家属、照料者应当理解其行为并从容应对，不能对失智老年人感到诧异、厌恶、鄙视。

3. 维护尊严原则

尊重老年人的人格，维护老年人的自尊心，做到四不，即"不无视，不催促，不否定，不指责"。

4. 了解行为原则

针对失智老年人做出的异常行为，需要了解其背后的原因。老年人的家属、照料者可以询问并梳理老年人的人生经历，找出其行为异常的原因，再分析其行为举动与人生经历之间有何关系，由此对症下药。只有这样，照护关系才会是良性循环，有助于缓解和改善老年人的行为症状。

【学习目标】

掌握

失智老年人照护计划制订的技能。

熟悉

失智症照护体系及干预方法。

了解

失智老年人的特殊性，即因不同病程而产生的异常行为。

技能 24
睡眠管理（SZ-24）

【技能目标】

知识目标

掌握睡眠管理的核心技能。

能力目标

能够对失智老年人进行睡眠管理。

素质目标

（1）具有敏锐的洞察力，树立正确的照护理念。

（2）能够做到诚实、慎独，有较强的服务意识，照护技能熟练。

（3）有良好的仪表、谈吐和举止，取得失智老年人的信任。

（4）注重助人自助，提升失智老年人的自我照顾能力，减轻家属的照护压力。

【相关知识】

一、基本概念

1. 睡眠

睡眠是人的休息形态，是人的基本行为之一，人在每个阶段的睡眠体验是不一样的。睡眠可使机体得到充分休息，同时进行新陈代谢。睡眠与觉醒的平衡调节是维持人类生存和发展的基本生命活动。

2. 睡眠阶段

睡眠分为 5 个阶段。

第一阶段为入睡阶段：身体开始放松，呼吸和心率开始变慢。

第二阶段为浅眠阶段：容易被外界唤醒。

第三、四阶段为深度睡眠阶段：不易被外界唤醒，血液、血压、呼吸、心率都达到了一天中的最低点，血管开始膨胀，白天存储在器官里的血液开始流向肌肉组织，促进其滋养和修复。

第五阶段为快速眼动睡眠阶段：眼球快速转动，大脑变得非常活跃，做梦一般会出现在这一阶段，手臂、肌肉会进入一种瘫痪状态，这是为了阻止身体做出梦里的动作。

3. 睡眠障碍

睡眠障碍是指睡眠和觉醒正常节律性交替紊乱，表现为入睡困难（就寝 30 分钟后仍不能入睡）、早醒、睡眠有异常行为、反复觉醒等。

二、常用方法

1. 光照疗法

光照疗法适用于睡眠节律失调的睡眠障碍者，如睡眠时相延迟综合征者。光照疗法包括改变周围环境，改变自然光线，定时照强光等。需要注意：过强的光照会损害视网膜。

2. 布置睡眠环境

良好的睡眠环境可以有效促进失智老年人的睡眠，延缓认知功能衰退。照护人员要识别影响睡眠的因素（表 7-24-1），并制订相应的改进措施，从温度、湿度、气味、光线、床等方面进行布置，营造一个适宜的睡眠环境。

表 7-24-1　影响睡眠的因素

因素	内容
环境因素	温度、湿度、气味、光线、声音、床的舒适度、陌生环境等
疾病因素	幻听、认知障碍、妄想、内分泌变化、神经系统疾病、疼痛、睡眠药物依赖停药后等
心理因素	情绪波动、焦虑、害怕、妄想、不安、恐惧、思念子女等
饮食因素	咖啡因、浓茶、酒精、晚餐过饱、夜间饮水增加等

三、注意事项

（1）老年人睡前，房间要通风换气，照护人员要了解其作息习惯，引导老年人建立睡眠规律。

（2）对于夜间睡眠障碍者，可适当减少其白天的睡眠时间，午睡时间 30 分钟为宜。

（3）协助老年人选择最舒适的睡姿，如右侧卧位，利于血液循环。

【技能导入】

刘爷爷，80 岁，本科文化，居住在养老机构，有一儿一女。五年前被诊断为中度阿尔茨海默病，MMSE 评估得分 20 分。刘爷爷最近白天嗜睡，坐着也打瞌睡；晚上不睡觉，自行穿衣、穿鞋、刷牙、叠被，而后在楼道徘徊，自称丢失 300 元，焦虑地到处寻找。

【技能分析】

一、主要健康问题

（1）睡眠形态紊乱：白天睡觉，夜间活动。

（2）妄想：自称丢失 300 元，焦虑地到处寻找。

（3）中度阿尔茨海默病：MMSE 评分 20 分。

二、制订照护方案

针对刘爷爷目前的主要健康问题，为其制订个性化的睡眠管理服务，如建立睡眠规律、布置睡眠环境等。

三、主要训练目标

对症处理：帮助刘爷爷解决焦虑的源头，安抚情绪，从而改善睡眠。

建立睡眠规律：帮助刘爷爷养成定时睡觉的生物钟，营造舒适、安全的睡眠环境，提升睡眠质量。

【技能实施】

一、操作流程

睡眠管理的操作流程如图 7-24-1 所示。

二、操作注意事项

（1）失智老年人常因情绪紧张或身体不适而产生妄想、幻听等，照护人员要密切观察，安抚情绪，及时与家属沟通，医生应定期查房。

（2）照护人员在日常工作中要与老年人建立信任，即使老年人行为举止不正常，言语不切实际，照护人员也不能反驳、否定或纠正其话语，以免引起失智老年人的焦虑、不安，导致更严重的认知障碍。

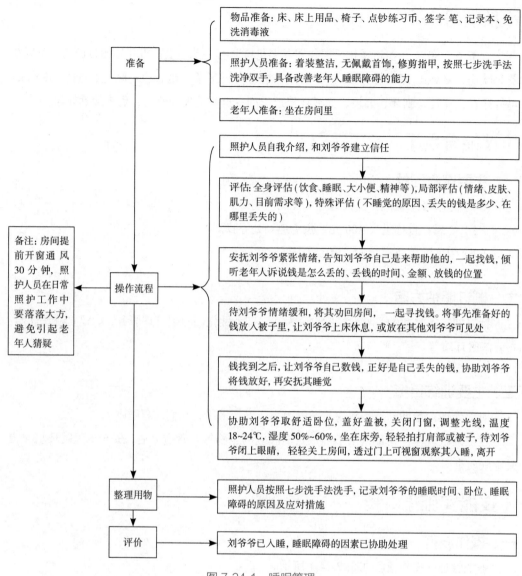

图 7-24-1　睡眠管理

【实践思考】

（1）面对晚上不愿睡觉且一直在楼道徘徊的失智老年人，你应当如何处理？

（2）常见的失智老年人睡眠障碍因素有哪些？有效促进睡眠的措施有哪些？

【技能工单】

技能名称	睡眠管理	学时		培训对象	
学生姓名		联系电话		操作成绩	
操作设备		操作时间		操作地点	

技能目的	1. 掌握睡眠障碍的识别方法。 2. 能对失智老年人正确开展健康教育。 3. 能根据睡眠障碍原因，采取有效应对措施。 4. 能与家属、医护人员、社会工作者形成良好的合作关系。	
技能实施	准备	1. 2. 3.
	操作流程	1. 2. 3. 4. 5. 6. 7.
	整理用物	1. 2.
	评价	
教师评价		

【活页笔记】

技能名称	睡眠管理	姓名		学号	
实践要求	结合技能实施流程，开展实践练习。3人进行睡眠管理的模拟操作，1人扮演老年人，1人扮演老年人家属，1人进行模拟操作。完成后再交换角色实践练习。				
实践心得体会					
反思与改进					
教师评价					

技能 25
情绪管理（SZ-25）

【技能目标】

知识目标
掌握情绪管理的核心技能。

能力目标
能够对失智老年人进行情绪管理。

素质目标
（1）具有敏锐的洞察力，树立正确的照护理念。
（2）能够做到诚实、慎独，有较强的服务意识，照护技能熟练。
（3）有良好的仪表、谈吐和举止，取得失智老年人的信任。
（4）注重助人自助，提升失智老年人的自我照顾能力，减轻家属的照护压力。

【相关知识】

一、基本概念

1. 情绪
情绪是个体对客观事物是否符合自己当下需要所产生的自我感受。照护人员可以从面部表情、姿态手势、语调等表现形态来判断当下失智老年人的情绪状态。

2. 焦虑
失智老年人很容易出现焦虑，如担心自己记性越来越差，担心给家人增加负担，害怕疾病进展加快。常表现为坐立不安、徘徊等。

3. 抑郁和淡漠
失智老年人常出现呆滞、疲倦、对人、事物丧失兴趣等症状。

4. 激越

某种原因或一系列外在事物的发生可能会成为应激源,导致失智老年人发火、骂人,甚至出现攻击行为。

5. 抗拒

大部分失智老年人都会经历一段从否认、愤怒到接受、适应等情感反应过程,如否认自己的病情,不愿意做检查,抗拒进食、护理,拒绝服药等。

二、常用方法

1. 亲情疗法

亲情疗法可从两方面开展,一方面是亲人陪伴,另一方面则是娃娃疗法。娃娃疗法是以娃娃(仿真婴儿)为载体,给老年人创造婴儿房的场景,让老年人自行照护婴儿,如拍背、哄睡、喂饭、穿衣等,一个阶段之后再将小婴儿换成大婴儿,让老年人能够活在自己美好的认知里。娃娃疗法可以给失智老年人一种心理安抚和被陪伴感,有助于提升老年人的行动力,培养爱心,激发其与生俱来的父爱(或母爱),锻炼老年人的动手协调、逻辑思维能力,增加成就感。

2. 心理支持

照护人员、社会工作者应常与失智老年人沟通,倾听失智老年人的烦恼,给予支持和关爱。例如,带失智老年人看亲人相册,回忆过去的快乐时光,让老年人多与身边人分享自己的成长经历,帮助失智老年人维持和巩固记忆,提升生活信心,减轻焦虑。

3. 行为康复训练

照护人员可根据失智老年人的病程情况,开展一些力所能及的行为康复训练,如指导失智老年人进行家庭社交训练、工具使用训练、家务劳动训练,最大限度地维护失智老年人残存的活动功能。

三、注意事项

(1)当失智老年人正处激动、抗拒时,照护人员不能批评、纠正老年人的言语行为,以防老年人产生紧张防御机制,加重病情。

(2)当失智老年人表达自身想法时,照护人员要耐心倾听,不可随意打断老年人说话。

【技能导入】

周奶奶，80 岁，本科文化，高校退休教师，有两个女儿，现居住在养老机构。既往病史：5 年前确诊糖尿病，MMSE 评分 23 分。饮食喜好：看书，练书法。目前状况：近 2 年出现记忆力下降，每天重复梳头、洗手，每天自己喃喃地说开会、上课等；近 2 个月由于认知功能下降，拒绝服药，认为药物是异物，即使照护人员已经喂药到口，她也会认为这是异物，将其吐出；拒绝洗澡，还会发火、打人。

【技能分析】

一、主要健康问题

（1）抗拒护理：由于认知障碍，拒绝服药，抗拒洗澡。

（2）异常行为：反复梳头、洗手。

二、制订照护方案

针对周奶奶的症状表现，为其制订个性化的认知训练方案，如行为引导、亲情疗法等。

三、主要训练目标

行为引导：了解失智老年人拒绝护理的原因，取得老年人的信任，使其从被动护理转为主动护理，提高老年人的护理依从性。

亲情疗法：亲人陪伴可有效促进老年人对往事的回忆，激发旧时记忆，从而延缓老年人的失智症发展，提高老年人的护理依从性。

【技能实施】

一、操作流程

情绪管理的操作流程如图 7-25-1 所示。

二、操作注意事项

（1）照护人员需要有足够的耐心，一步一步引导失智老年人改变行为，不要催促，多鼓励。

（2）操作前应评估老年人抗拒护理的缘由。在行为引导过程中，如老年人表现得极为抗拒，拒不配合，可终止操作，避免强制行为引起老年人的应激情绪。

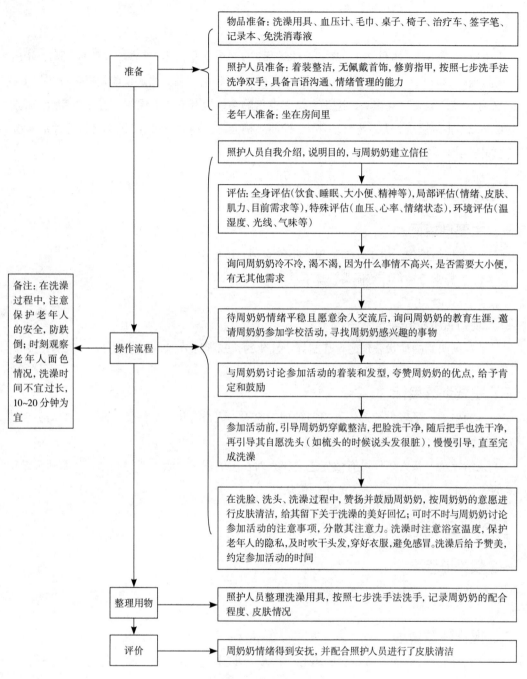

图 7-25-1 情绪管理

【实践思考】

（1）如失智老年人拒绝服药且认为自己没有生病不用吃药，你应当如何处理？

（2）如果失智老年人与同房间的其他老年人产生了言语冲突，情绪非常激动，血压升高，你作为照护人员应当如何处理？

【技能工单】

技能名称	情绪管理	学时		培训对象	
学生姓名		联系电话		操作成绩	
操作设备		操作时间		操作地点	
技能目的	1. 掌握情绪管理的要领。 2. 能在失智老年人情绪失控时,做好情绪安抚;在老年人抗拒护理时,做好行为引导。 3. 能接纳失智老年人的不良情绪。 4. 能与医护人员、社会工作者形成良好的合作关系。				
技能实施	准备	1. 2. 3.			
	操作流程	1. 2. 3. 4. 5. 6. 7.			
	整理用物	1. 2.			
	评价				
教师评价					

【活页笔记】

技能名称	情绪管理	姓名		学号	
实践要求	结合技能实施流程，开展实践练习。3人进行情绪管理的模拟操作，1人扮演老年人，1人扮演老年人家属，1人进行模拟操作。完成后再交换角色实践练习。				
实践心得体会					
反思与改进					
教师评价					

技能 26
认知训练（SZ-26）

【技能目标】

知识目标

掌握认知训练的核心技能。

能力目标

能够对失智老年人进行认知训练。

素质目标

（1）具有敏锐的洞察力，树立正确的照护理念。
（2）能够做到诚实、慎独，有较强的服务意识，照护技能熟练。
（3）有良好的仪表、谈吐和举止，取得失智老年人的信任。
（4）注重助人自助，提升失智老年人的自我照顾能力，减轻家属的照护压力。

【相关知识】

一、基本概念

1. 认知

认知是指认知活动或认知过程，个体对感觉信号的接受、检测、转换、合成、编码、储存、重建、概念形成、判断和问题解决等信息加工的过程。感觉、知觉、思维、情感、性格、记忆等与认知密切相关。

2. 复述

复述是指通过言语重复以前识记的材料，巩固记忆的心理操作过程，包括保持性复述（又称"简单复述""机械复述"）、整合性复述（又称"精细复述"）。复述训练时，可选择一段老年人感兴趣的材料，鼓励其朗读，或由照料者读一小段，要求老年人重复刚刚听到的内容。

复述训练一方面可以锻炼老年人的记忆能力，另一方面也可以锻炼其语言表达能力。

二、常用方法

1. 瞬间记忆训练

（1）根据失智老年人的职业、家庭、爱好等背景，选择不同类型的图片，将图片反面向上，取出一张，让老年人识别图片上是什么物品。

（2）当老年人能正确识别图片上的物品后，立刻将图片正面向下，要求失智老年人回忆刚才看到的是什么，以训练瞬时记忆。

（3）重复以上步骤 2~3 次。

（4）如老年人能顺利完成，给予鼓励和表扬。

（5）如老年人出现注意力转移或不耐烦，应采取有效措施吸引其注意力，如更换老年人感兴趣的图片等。

（6）当老年人识别困难时，可适当提醒，让老年人复述，直至记住。

2. 短时记忆训练

（1）当老年人能对多张图片进行识别和瞬间回忆正确时，可将刚刚识别的图片正面向下，让老年人回忆并回答刚才看到了什么，以训练短时记忆。

（2）再将多张图片正面向上，让老年人找出刚刚识别的图片，以加强短时记忆。

（3）密切观察老年人的情绪，如出现烦躁，应立即停止或转移其注意力。

（4）对老年人的良好表现应及时给予表扬和鼓励，保持老年人继续训练的兴趣。

3. 场景布置

对于失智老年人的生活空间设计，在确保安全的前提下，可根据失智老年人的职业、兴趣、爱好等背景，布置老年人的居住环境。例如，在退伍军人的房间放置军医、军帽等，在退休教师的房间布置老式黑板、人民教师标语，或在房间放一些对老年人非常重要的旧时照片等。营造亲切的居家氛围可勾起失智老年人对往事的回忆，体验往日的美好，激发生活乐趣，改善心境。

三、注意事项

（1）训练时需要关注老年人因训练失败而产生的焦虑情绪。

（2）居住环境调整前，应充分与老年人沟通，了解其生活习惯。

【技能导入】

付奶奶，女，76岁，小学文化，居住在养老机构，有 2 个儿子和 1 个女儿，3 年前被诊断为中度阿尔茨海默病。患病初期表现为健忘，经常丢三落四，出门忘记锁门，买菜忘记带钱包等。现症状逐渐加重，主要表现为忘记子女的名字，经常反复询问时间，忘记是否吃过饭，辨认事物困难。

【技能分析】

一、主要健康问题

（1）记忆力障碍：忘记子女的名字，经常反复询问时间，忘记是否吃过饭。

（2）异常行为：反复询问。

（3）判断力下降：分辨事物能力下降。

二、制订照护方案

针对付奶奶的症状表现，为其制订个性化的认知训练方案，如记忆力训练、五感刺激判断力训练等。

三、主要训练目标

记忆力训练：引导失智老年人复述不同排列组合的数字，增强其对数字的认识，扩大老年人瞬时及短时记忆容量。

五感刺激判断力训练：通过辨认老照片、老场景，提升失智老年人对事物的识别能力，改善其判断力；通过闻姜、葱、醋等味道，触发失智老年人的感觉器官，刺激大脑的神经中枢，延缓大脑功能退化。

【技能实施】

一、操作流程

认知训练的操作流程如图 7-26-1 所示。

二、操作注意事项

（1）操作前应了解老年人的行为习惯，根据老年人的认知程度、兴趣爱好、职业特征、以往经历等，为其制订训练方案。

（2）训练操作流畅、安全、规范，避免使老年人感到害怕，或发生受伤、跌倒等意外。

（3）若老年人脾气不好，应提前设计沟通交流方式，取得老年人的配合。

（4）可利用语言和非语言方式鼓励老年人参与照护，加强自我管理，发挥残存功能，提升自理能力。

（5）及时关注老年人各方面的变化，能针对老年人的心理和情绪作出恰当的反应，给予支持。

（6）做事不可急躁，具有尊老、敬老、爱老、护老的意识。

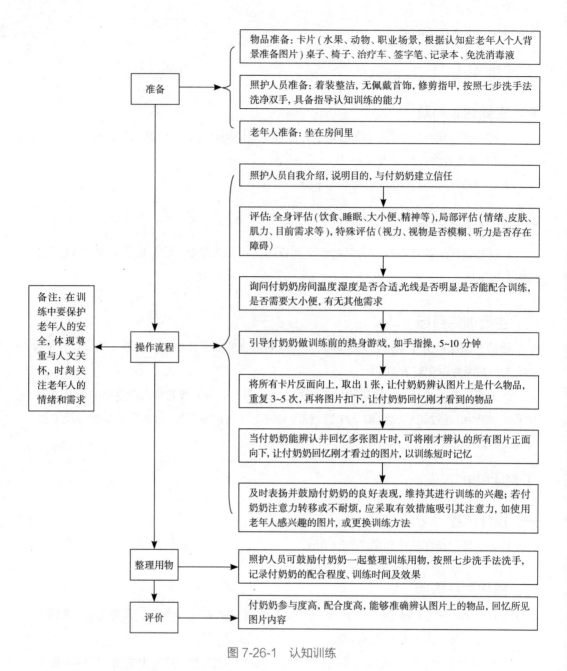

图 7-26-1　认知训练

【实践思考】

（1）对失智老年人进行认知训练时，如老年人突然发脾气，摔东西，不予配合，你应该如何处理？

（2）对有记忆力障碍的老年人实施认知训练时，你应当如何更好地实施个性化认知训练？

【技能工单】

技能名称	认知训练	学时		培训对象	
学生姓名		联系电话		操作成绩	
操作设备		操作时间		操作地点	

技能目的	1. 掌握认知训练的核心技能。 2. 能对失智老年人开展瞬间、短时记忆训练，维持记忆功能。 3. 能接纳失智老年人的不良情绪和异常行为。 4. 保持耐心，能与失智老年人进行有效的沟通交流。 5. 能与医护人员、社会工作者形成良好的合作关系。

技能实施	准备	1. 2. 3.
	操作流程	1. 2. 3. 4. 5. 6. 7.
	整理用物	1. 2.
	评价	

教师评价	

【活页笔记】

技能名称	认知训练	姓名		学号	
实践要求	结合技能实施流程，开展实践练习。3人进行认知训练的模拟操作，1人扮演老年人，1人扮演老年人家属，1人进行模拟操作。完成后再交换角色实践练习。				
实践心得体会					
反思与改进					
教师评价					

教学视频

技能 27
粗大运动训练（SZ-27）

【技能目标】

知识目标

掌握粗大运动训练的核心技能。

能力目标

能够对失智老年人进行粗大运动训练。

素质目标

（1）具有敏锐的洞察力，树立正确的照护理念。

（2）能够做到诚实、慎独，有较强的服务意识，照护技能熟练。

（3）有良好的仪表、谈吐和举止，取得失智老年人的信任。

（4）注重助人自助，提升失智老年人的自我照顾能力，减轻家属的照护压力。

【相关知识】

一、基本概念

1. 粗大运动

粗大运动是指运用个体功能配合肢体肌肉的运动，是有计划、有系统地运动，可改善机体的运动能力，如爬、翻身、坐、走等。

2. 四肢主动运动

四肢主动运动是指老年人通过自己的力量带动四肢关节运动，通常以老年人自主运动为主，以照护人员协助为辅，例如肩关节前屈 - 后伸、肘关节伸展 - 屈曲、前臂旋前 - 旋后、腕关节掌屈 - 背伸、腕关节尺偏 - 桡偏、髋关节屈曲 - 伸展 - 外展 - 内收 - 内旋 - 外旋、膝关节伸展 - 屈曲、踝关节背屈 - 趾屈等。四肢主动运动可提高老年人的自主运动能力，有效防止肌肉、骨骼、皮肤的废用性萎缩和关节挛缩。

3. 四肢被动运动

四肢被动运动与主动运动的最大区别在于四肢被动运动不是由自主发起，而是由外力来完成四肢关节运动。适用于不能自主活动的老年人，如瘫痪、失去意识者。四肢被动运动可有效防止肌肉、骨骼、皮肤的废用性萎缩和关节挛缩。

二、常用方法

1. 平衡力训练

平衡力训练是从静态平衡训练开始，再到动态平衡训练，最后过渡到抗阻力平衡训练。

（1）静态平衡训练：老年人取坐位，双手平放于大腿上方，双脚踩于地面，双腿张开与肩同宽，两眼平视前方，保持姿势坐稳5~10分钟，如图7-27-1所示。

（2）动态平衡训练：在静态平衡训练的基础上，老年人取坐位，双手支撑床面，将重心向一侧转移，保持片刻，再将重心转向另一侧，两侧交替练习，随后双手放在大腿上，不支撑床面，重复以上动作交替练习。当老年人能顺利完成上述动作时，可将重心向前移动-回正、向后移动-回正，前后交替练习。随后老年人取站立位，双足分开与肩同宽，双手平放于大腿两侧，将身体重心向左、右、前、后移动，回到中立位，如图7-27-2所示。

（3）抗阻力平衡训练：老年人取坐位，照护人员从老年人左侧给老年人一个向右的推力，指导老年人最大限度地保持中立位，再从右侧向左推，从后背向前推，从胸前向后推，其间指导老年人始终最大限度地保持中立位，如图7-27-3所示。

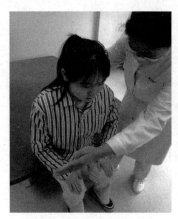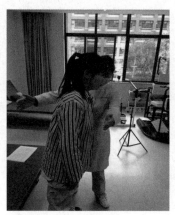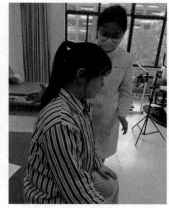

图7-27-1　静态平衡训练　　　图7-27-2　动态平衡训练　　　图7-27-3　抗阻力平衡训练

2. 四肢主动运动训练

（1）双上肢运动：照护人员引导老年人自主做双手交叉上举的动作，最大限度地抬起上肢，用健侧手带动患侧手举过头顶，使双上肢充分前伸，如图7-27-4所示。

（2）桥式运动：分为双桥运动（图7-27-5）和单桥运动（图7-27-6）。双桥运动：老年人取平卧位，双上肢放于身体两侧，双腿屈曲，双足踏实床面，足后跟尽量贴于臀部，将臀部主动抬起，使腹部、骨盆、膝盖呈同一水平，维持片刻后慢慢放下，重复训练3~5次。

单桥运动：老年人取平卧位，双上肢放于身体两侧，患侧腿屈曲，患侧足踏实床面，健侧腿随臀部一起抬高，与骨盆呈水平面。照护人员可先指导老年人进行双桥运动，待其掌握后再进行单桥运动训练。桥式运动可有效锻炼腰部、双下肢的肌肉力量，有助于行走能力的恢复。

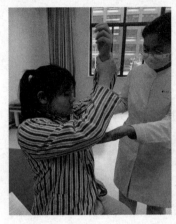

图 7-27-4 双上肢运动

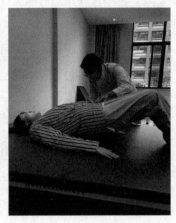

图 7-27-5 双桥运动

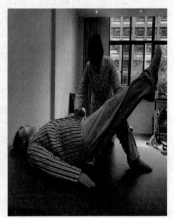

图 7-27-6 单桥运动

三、注意事项

（1）训练前需要协助老年人放松身体，取舒适、安全的体位。

（2）训练前需要评估老年人的身体状况。

（3）四肢被动运动的训练顺序依次为肩关节、肘关节、腕关节、指关节、髋关节、膝关节、踝关节、趾关节。

（4）训练时照护人员用力应适中，并密切观察老年人的情况。

（5）四肢主动运动训练时，如老年人难以自主完成，照护人员可适当协助，多鼓励老年人。

（6）在训练过程中，如老年人不予配合或注意力不集中，可采取游戏的方式进行训练。例如，动态平衡训练时，可将物品递给老年人，让老年人从不同方向、不同高度来拿取物品，从而达到动态平衡训练的目的；四肢运动训练时，可指导老年人做简单的手指操，以达到锻炼四肢关节的目的。

【技能导入】

周奶奶，90 岁，高中文化，离休军人，有 1 个女儿，丧偶，4 年前被诊断为中度阿尔茨海默病。既往病史：高血压、脑梗死、类风湿关节炎。近 3 个月周奶奶不认识自己的女儿，由于关节僵直卧床半个月，在家属的帮助下可洗漱、上厕所，但不能独立活动。

【技能分析】

一、主要健康问题

（1）自理能力缺陷：患有类风湿关节炎，关节僵直，长期卧床，四肢不能自主活动。

（2）记忆力障碍：不认识家人，患中度阿尔茨海默病。

（3）判断力下降：分辨事物的能力下降。

（4）有关节挛缩的风险：卧床半月，关节僵直，不能自主活动。

二、制订照护方案

针对周奶奶的症状表现，为其制订个性化粗大运动训练方案，如四肢被动运动、四肢主动运动、平衡力训练、判断力训练等。

三、主要训练目标

四肢被动运动：照护人员帮助老年人进行关节运动，可有效预防关节挛缩和压力性损伤。

四肢主动运动：老年人主动运用自身力量完成关节运动，可增强对运动感的清晰度，提升敏捷性、灵活性。

平衡力训练：改善老年人的平衡力，可有效预防摔倒，提高日常生活活动能力。

判断力训练：培养老年人的思维能力，激发旧时记忆，延缓判断力衰退。

【技能实施】

一、操作流程

粗大运动训练的操作流程如图 7-27-7 所示。

二、操作注意事项

（1）操作前应了解老年人的行为习惯，根据老年人的认知程度、兴趣爱好、职业特征等，为其制订个性化训练方案。

（2）训练时照护人员用力要适中，以老年人不痛为标准，若老年人出现不配合、反抗、肌肉痉挛时，先暂停训练。

（3）训练时先做健侧，再做患侧，训练时间以 30~60 分钟为宜。

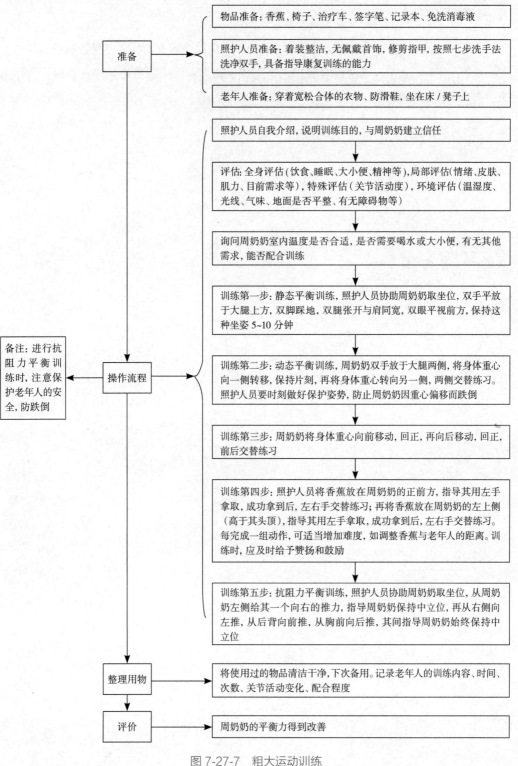

准备 → 物品准备：香蕉、椅子、治疗车、签字笔、记录本、免洗消毒液

照护人员准备：着装整洁，无佩戴首饰，修剪指甲，按照七步洗手法洗净双手，具备指导康复训练的能力

老年人准备：穿着宽松合体的衣物、防滑鞋，坐在床/凳子上

照护人员自我介绍，说明训练目的，与周奶奶建立信任

评估：全身评估（饮食、睡眠、大小便、精神等），局部评估（情绪、皮肤、肌力、目前需求等），特殊评估（关节活动度），环境评估（温湿度、光线、气味、地面是否平整、有无障碍物等）

询问周奶奶室内温度是否合适，是否需要喝水或大小便，有无其他需求，能否配合训练

训练第一步：静态平衡训练，照护人员协助周奶奶取坐位，双手平放于大腿上方，双脚踩地，双腿张开与肩同宽，双眼平视前方，保持这种坐姿5~10分钟

训练第二步：动态平衡训练，周奶奶双手放于大腿两侧，将身体重心向一侧转移，保持片刻，再将身体重心转向另一侧，两侧交替练习。照护人员要时刻做好保护姿势，防止周奶奶因重心偏移而跌倒

训练第三步：周奶奶将身体重心向前移动，回正，再向后移动，回正，前后交替练习

训练第四步：照护人员将香蕉放在周奶奶的正前方，指导其用左手拿取，成功拿到后，左右手交替练习；再将香蕉放在周奶奶的左上侧（高于其头顶），指导其用左手拿取，成功拿到后，左右手交替练习。每完成一组动作，可适当增加难度，如调整香蕉与老年人的距离。训练时，应及时给予赞扬和鼓励

训练第五步：抗阻力平衡训练，照护人员协助周奶奶取坐位，从周奶奶左侧给其一个向右的推力，指导周奶奶保持中立位，再从右侧向左推，从后背向前推，从胸前向后推，其间指导周奶奶始终保持中立位

备注：进行抗阻力平衡训练时，注意保护老年人的安全，防跌倒

操作流程

整理用物 → 将使用过的物品清洁干净，下次备用。记录老年人的训练内容、时间、次数、关节活动变化、配合程度

评价 → 周奶奶的平衡力得到改善

图 7-27-7　粗大运动训练

【实践思考】

（1）对老年人进行粗大运动训练时，照护人员应以老年人为核心还是以治疗为核心？

（2）当失智老年人无法配合照护人员完成平衡力训练中的重心转移动作时，你作为照护人员应该如何处理？

【技能工单】

技能名称	粗大运动训练	学时		培训对象	
学生姓名		联系电话		操作成绩	
操作设备		操作时间		操作地点	

技能目的	1. 掌握粗大运动训练的核心技能。 2. 能指导老年人完成粗大运动训练，把控好训练时间和训练强度。 3. 能接纳失智老年人的不良情绪和异常行为。 4. 保持耐心，能与失智老年人进行有效的沟通交流。 5. 在训练过程中，预防不良事件发生。	
技能实施	准备	1. 2. 3.
	操作流程	1. 2. 3. 4. 5. 6. 7.
	整理用物	1. 2.
	评价	
教师评价		

【活页笔记】

技能名称	粗大运动训练	姓名		学号	
实践要求	结合技能实施流程，开展实践练习。3人进行粗大运动训练的模拟操作，1人扮演老年人，1人扮演老年人家属，1人进行模拟操作。完成后再交换角色实践练习。				
实践心得体会					
反思与改进					
教师评价					

教学视频

技能 28
精细运动训练（SZ-28）

【技能目标】

知识目标
掌握精细运动训练的核心技能。

能力目标
能够对失智老年人进行精细运动训练。

素质目标
（1）具有敏锐的洞察力，树立正确的照护理念。
（2）能够做到诚实、慎独，有较强的服务意识，照护技能熟练。
（3）有良好的仪表、谈吐和举止，取得失智老年人的信任。
（4）注重助人自助，提升失智老年人的自我照顾能力，减轻家属的照护压力。

【相关知识】

一、基本概念
　　精细运动是指运用手部、眼睛的协调完成某项动作，通过有计划、有系统的精细运动，达到锻炼手部肌肉群及手眼协调能力的目的，如手指操、手工活动、涂鸦活动、乐器活动等。

二、常用方法

1. 手指操
　　手指对于人的健康有着非常大的作用，人的十指都对应着身体的某个部位，集中着许多经脉，手指的运动可以刺激大脑皮质，起到调节和梳理的作用。手指操包括挤压手指、按摩手指、手指舞蹈等，具体操作如下：
　　（1）每个手指互相依次对碰，大拇指碰大拇指，食指碰食指，对碰顺序为先从大拇指到小拇指，再从小拇指到大拇指，如图 7-28-1 所示。
　　（2）大拇指碰其余四指，顺序为先从食指到小拇指，再从小拇指到食指，如图 7-28-2 所示。

（3）十指交叉再抱拳，由慢至快，如图7-28-3所示。

（4）练习"一枪打四鸟"，左右轮换，由慢至快，如图7-28-4所示。

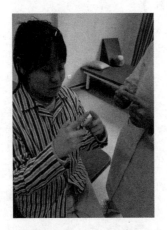 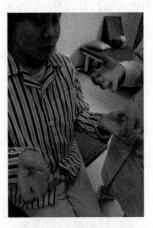

图 7-28-1　手指对碰　　　　图 7-28-2　大拇指碰其余四指

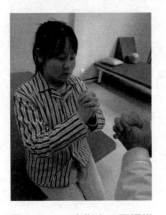 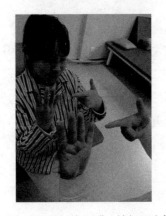

图 7-28-3　十指交叉再握拳　　　图 7-28-4　练习"一枪打四鸟"

2. 涂鸦活动

绘画是人类的基本行为之一，通过色彩、线条呈现图画、人物、场景，产生视觉效果。引导失智老年人进行涂鸦活动，需要提前准备好填充简图，让老年人自行选择涂鸦颜色。

3. 乐器活动

鼓励失智老年人参与打节拍、弹奏、唱歌、听音乐等活动，可使用空灵鼓、非洲鼓、腰鼓、电子琴、风琴、琵琶、笛子等乐器。

4. 手工活动

利用失智老年人的残存能力，引导失智老年人参与手工活动，让老年人做力所能及的事情，如捡豆子、织毛线、拧螺丝、看图搭积木、织丝网花、拼图等。

三、注意事项

（1）实施训练前做好评估工作，根据老年人的个人喜好和身体机能适应度，为其选择精细运动训练。

（2）实施训练前设计训练方案及突发事件应急预案。

（3）如老年人在训练时拒绝配合或注意力不集中，可根据老年人的兴趣爱好改变训练方案，以达到锻炼手部肌肉群及手眼协调能力的效果。

【技能导入】

许奶奶，80岁，高中文化，居住在养老机构，退休工人，有2个女儿，丧偶，确诊中度阿尔茨海默病1年。既往病史：帕金森病、糖尿病、冠心病。近半年，许奶奶因患帕金森病，行走困难，手拄拐杖抖动得厉害，拿筷子夹菜也经常掉落，不愿意出门，经常会忘记时间，忘记刚发生过的事情，时常一个人望着窗外，不说话，眼神呆滞。

【技能分析】

一、主要健康问题

（1）自理能力缺陷：患帕金森病，行动困难。

（2）记忆力障碍：患中度阿尔茨海默病，忘记时间，忘记刚发生过的事情。

（3）情感淡漠：不愿出门，眼神呆滞。

（4）有跌倒的风险：震颤，走路不稳。

二、制订照护方案

针对许奶奶的症状表现，为其制订个性化精细运动训练方案，如手指操、涂鸦活动、乐器活动、手工活动等。

三、主要训练目标

手指操：由照护人员为老年人示范，通过活动手指刺激大脑神经，促进血液循环，延缓大脑衰老。

涂鸦活动：鼓励老年人自主完成图画的色彩搭配，锻炼专注力和色彩认知能力，刺激视觉神经。

乐器活动：音乐刺激可使失智老年人思维活跃，释放压力，同时四肢会随音乐律动，有助于锻炼平衡力。

手工活动：可有效丰富失智老年人的晚年生活，培养动手能力，锻炼手眼协调力，增加成就感。

【技能实施】

一、操作流程

精细运动训练的操作流程如图 7-28-5 所示。

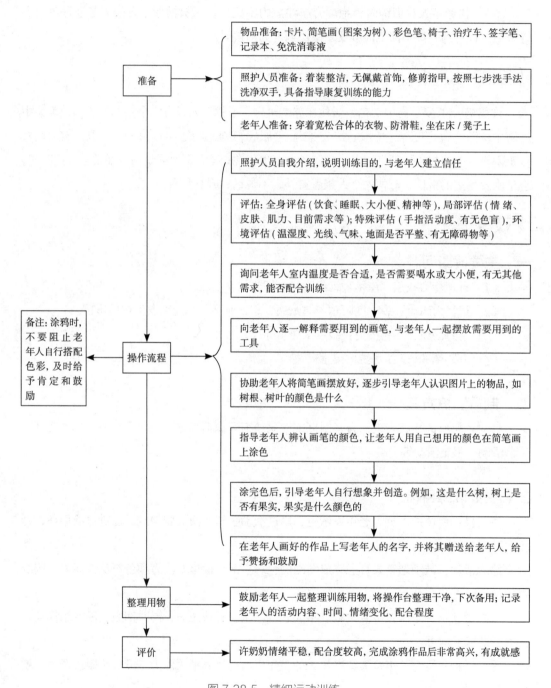

图 7-28-5　精细运动训练

二、操作注意事项

（1）操作前应熟悉老年人的行为习惯，根据老年人的认知程度、兴趣爱好、职业特征等，为其制订个性化训练方案。

（2）进行手指操前，先放松老年人的手指。若老年人的手指呈屈曲状态，不能硬做手指操的动作，需要先将其屈曲的手指放松，再开始手指操训练。

（3）精细运动训练需要在老年人能完成粗大运动训练后进行，循序渐进，不可操之过急，训练时间以 30~60 分钟为宜。

【实践思考】

（1）针对情绪激动、狂躁的老年人，乐器活动应注意哪些事项？

（2）当失智老年人无法配合完成手工活动时，你应该如何处理？

【技能工单】

技能名称	精细运动训练	学时		培训对象	
学生姓名		联系电话		操作成绩	
操作设备		操作时间		操作地点	
技能目的	1. 掌握精细运动训练的核心技能。 2. 能帮助老年人放松手指, 指导完成精细运动训练, 把控好训练时间和训练强度。 3. 能接纳老年人的不良情绪和异常行为。 4. 保持耐心, 与老年人进行有效的沟通交流。 5. 在训练过程中, 预防不良事件发生。				
技能实施	准备	1. 2. 3.			
	操作流程	1. 2. 3. 4. 5. 6. 7.			
	整理用物	1. 2.			
	评价				
教师评价					

【活页笔记】

技能名称	精细运动训练	姓名		学号	
实践要求	结合技能实施流程，开展实践练习。3人进行精细运动训练的模拟操作，1人扮演老年人，1人扮演老年人家属，1人进行模拟操作。完成后再交换角色实践练习。				
实践心得体会					
反思与改进					
教师评价					

技能 29
社交管理（SZ-29）

【技能目标】

知识目标
掌握社交管理的核心技能。

能力目标
能够组织失智老年人进行社交活动。

素质目标
（1）具有敏锐的洞察力，树立正确的照护理念。
（2）能够做到诚实、慎独，有较强的服务意识，照护技能熟练。
（3）有良好的仪表、谈吐和举止，取得失智老年人的信任。
（4）注重助人自助，提升失智老年人的自我照顾能力，减轻家属的照护压力。

【相关知识】

一、基本概念

　　社会心理学家舒茨认为，每一个个体在人际互动过程中，都有三种基本的需要，即包容需要、支配需要、情感需要。照护人员需要了解失智老年人的家庭系统支持情况、与家人的关系、社会支持网络、外部是否有资源、是否获得了其他外部的支持等。照护人员需要根据老年人的实际情况和需要，在家庭关系、社会关系等方面介入，帮助其增强家庭支持和社会支持网络。建立良好的人际关系有助于保护老年人的身心健康，延缓衰老。

二、常用方法

1. 建立社会网络

　　照护人员应积极连接社会资源，如大学生志愿者、老年大学等社会团体，定期对失智老年人开展小组娱乐、手工等活动，帮助失智老年人提高交流与动手能力。

2. 失智症友爱小组

　　照护人员应鼓励失智老年人走出房门，与周边邻居形成互助小组，帮助老年人养成助人自助的原则，提高失智老年人互助的能力。

3. 亲情疗法

照护人员应积极联接失智老年人家属，组织亲人平行小组、机构家庭开放日等活动，鼓励家属多给予老年人陪伴和心理护理，促进失智老年人与家属之间的亲密关系。

三、注意事项

（1）活动前做好评估工作，根据老年人的个人喜好和身体机能适应度，为其选择合适的小组活动主题。

（2）活动中要注意观察老年人的反应，若老年人表现出非常吃力，跟不上小组其他成员节奏时，照护人员要放慢速度，顾及老年人的生理特点。

（3）活动中要时刻关注老年人的动向，以防发生小组成员矛盾或其他意外。

【技能导入】

赵爷爷，75岁，高中文化，居住在龄帮社区，退休音乐教师，有2个女儿，丧偶，确诊轻度阿尔茨海默病4年。既往病史：类风湿关节炎、糖尿病。赵爷爷在老伴去世后变得不爱说话，白天在龄帮社区不和其他老年人交流，不参与社区活动，回到家也不和女儿说话，出门经常会忘带钥匙，回家会忘记自己家所在楼层，时常进错电梯。

【技能分析】

一、主要健康问题

（1）认知障碍：忘记回家的路，进错电梯。

（2）情感淡漠：不爱说话，不和其他人接触。

（3）有走失的风险：患轻度阿尔茨海默病4年。

二、制订照护方案

针对赵爷爷的症状表现，为其制订个性化社交管理，如小组活动、亲情疗法、建立社会网络、失智症友爱小组等。

三、主要训练目标

建立社会网络：有效缓解失智老年人的孤独感和焦虑，提高失智老年人的社交能力。

失智症友爱小组：马斯洛需求层次理论提到人有爱与被爱的需要，所以人是需要友谊的，失智老年人也不例外，老年人与老年人之间可以互相帮助，缓解孤独、寂寞，满足失智老年人的爱与被爱的需要。

【技能实施】

一、操作流程

社交管理的操作流程如图 7-29-1 所示。

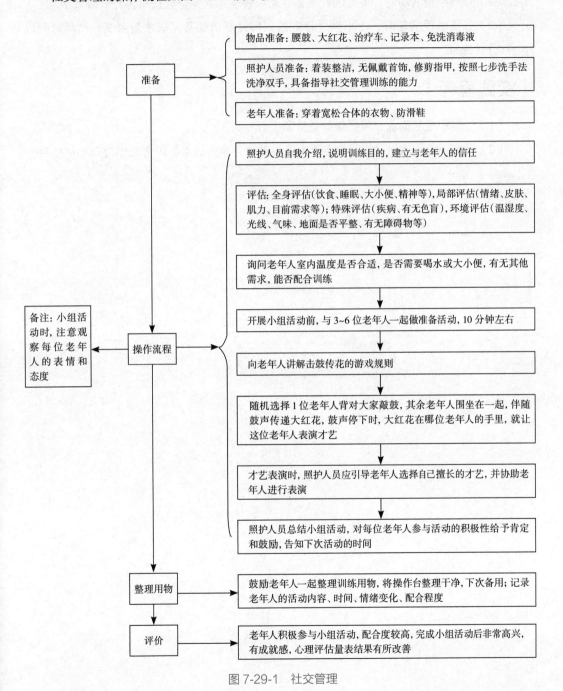

图 7-29-1　社交管理

二、操作注意事项

（1）操作前应熟悉老年人的行为习惯，根据老年人的认知程度、兴趣爱好、职业特征等，为其制订个性化社交管理。

（2）开展小组活动时，可先进行准备活动，待老年人完全放松后再开展游戏活动。

（3）开展小组活动时，可根据老年人的兴趣爱好协助其完成才艺表演，活动时间以30~60分钟为宜。

【实践思考】

（1）开展小组活动前，需要做哪些准备工作？

（2）开展小组活动时，如两位老年人发生冲突，作为活动组织者的你应该如何应对？

【技能工单】

技能名称	社交管理	学时		培训对象	
学生姓名		联系电话		操作成绩	
操作设备		操作时间		操作地点	
技能目的	1. 掌握小组活动的组织要领。 2. 能组织并开展老年人小组活动。 3. 能够准确地评估老年人的认知障碍、情感需求。 4. 有耐心,组织能力强,能把控活动现场,保障老年人的安全。				
技能实施	准备	1. 2. 3.			
	操作流程	1. 2. 3. 4. 5. 6. 7.			
	整理用物	1. 2.			
	评价				
教师评价					

【活页笔记】

技能名称	社交管理	姓名		学号	
实践要求	结合技能实施流程，开展实践练习。3人进行社交管理的模拟操作，1人扮演老年人，1人扮演老年人家属，1人进行模拟操作。完成后再交换角色实践练习。				
实践心得体会					
反思与改进					
教师评价					

技能 30
感官刺激（SZ-30）

【技能目标】

知识目标

掌握感官刺激的核心技能。

能力目标

能够对失智老年人进行感官刺激。

素质目标

（1）具有敏锐的洞察力，树立正确的照护理念。

（2）能够做到诚实、慎独，有较强的服务意识，照护技能熟练。

（3）有良好的仪表、谈吐和举止，取得失智老年人的信任。

（4）注重助人自助，提升失智老年人的自我照顾能力，减轻家属的照护压力。

【相关知识】

一、基本概念

随着病情发展，失智老年人可能处在感觉剥夺的状态。一方面，大脑和感觉器官的病变导致其刺激信息接受不足，如失智症会降低嗅觉、听觉能力，改变视力、视野，降低色彩辨识能力下降等；另一方面，生活方式的被动改变导致失智老年人日常接受到的刺激丰富度和强度大幅降低。

感官训练是指应用各项设备，策划一系列适合失智老年人的活动程序，提升失智老年人接受感官刺激（包括视觉、听觉、触觉、嗅觉等）的反应能力及作出反应的表现，促进其主动探索环境的兴趣及能力，从而培养并引发老年人在日常生活技能及课程学习方面的动机、技巧和表现。

二、常用方法

1. 视觉刺激

物品的颜色和形状能刺激视觉，使失智老年人感到欢愉。例如，对彩色卡片的认知和对颜色的判断训练可有效刺激视觉神经和大脑的活动，激发视觉敏锐度、视觉观察力和想象力。

2. 听觉刺激

充满韵律的音乐、抑扬顿挫的音调，配合不同的拍子，再加上如雀鸟声、海涛声或不同乐器发出的声音，可为失智老年人提供多元化的听觉刺激。

3. 嗅觉刺激

不同种类及程度的香料、精华油透过香薰器，令整个房间充满香味，使失智老年人感到舒适。嗅觉刺激具有镇静、催眠的作用。

三、注意事项
（1）根据老年人的需要及兴趣，为其制订个性化训练方案。
（2）注意环境及器材的安全性，不能对老年人产生不良刺激或影响。
（3）训练宜循序渐进，不能急于求成。

【技能导入】

陈爷爷，85岁，在养老机构居住。近期照护人员发现陈爷爷认为所有房间的床都是他的，当其他老年人跟他争执时，陈爷爷会情绪激动，大骂不已甚至动手打人。照护人员发现陈爷爷喜欢听歌，听歌的时候会安静下来。

【技能分析】

一、主要健康问题
（1）记忆力障碍：不能识别自己的房间和个人物品。
（2）异常行为：性格反常，情绪激动，易与其他老年人发生争吵。

二、制订照护方案
针对陈爷爷的症状表现，为其制订个性化的感官刺激训练，如音乐疗法等。

三、主要训练目标
音乐疗法：从听觉入手，让失智老年人听喜欢的歌曲，这样更容易激发其大脑，即音乐旋律或歌词内容的刺激可唤醒大脑中与聆听内容紧密相关的记忆片段，或使老年人产生与音乐情境相应的情绪波动。

【技能实施】

一、操作流程

1. 准备

（1）物品准备：音响1个，歌词本1本。

（2）环境准备：宽敞明亮，空气清新。

（3）人员准备：照护人员着装整洁，老年人情绪相对稳定。

（4）注意事项：注意老年人的精神状态。

2. 训练

（1）成员介绍：照护人员自我介绍。

（2）活动介绍：向老年人说明活动内容及程序。

（3）物品准备：提前准备好音乐，分发歌词本。

（4）开展活动：播放音乐，如有不会唱的老年人，照护人员可带领着一起歌唱，会唱的老年人可自行跟着音乐唱，如果有愿意教唱的老年人可鼓励其教唱，提高老年人的参与积极性。

（5）活动小结：引导老年人说出参与活动的感受，肯定并赞扬老年人的表现。

（6）活动结束：提醒老年人下次活动的时间及地点，引导老年人离开活动场所。

3. 整理用物

将歌词本收起来备用，记录老年人参与活动的表现、活动效果，并将活动照片、视频存档。

4. 评价

老年人参与活动后情绪稳定，状态良好。

二、操作注意事项

（1）操作前应熟悉老年人的行为习惯，根据老年人的认知程度、兴趣爱好、职业特征等，为其制订个性化训练方案。

（2）操作前应评估老年人的身体情况、情绪状态和意愿，无意愿者不可强迫。活动过程中，若老年人丧失兴趣，可先中断，观察2~3分钟，如仍不配合，可终止。

（3）若老年人脾气不好，应提前设计沟通交流方式，取得老年人的配合。

【实践思考】

（1）当失智老年人在活动中情绪激动时，你该如何处理？

（2）如何提高失智老年人参与活动的积极性？

【技能工单】

技能名称	感官刺激	学时		培训对象	
学生姓名		联系电话		操作成绩	
操作设备		操作时间		操作地点	
技能目的	1. 掌握感知觉、注意力、判断力等认知训练技能。 2. 熟悉绘画活动、彩色卡片认知和音乐疗法等非药物疗法。 3. 了解感知觉的心理过程。 4. 能与失智老年人进行有效的沟通交流。 5. 能与医护人员、社会工作者形成良好的合作关系。				
技能实施	准备	1. 2. 3.			
	操作流程	1. 2. 3. 4. 5. 6. 7.			
	整理用物	1. 2.			
	评价				
教师评价					

【活页笔记】

技能名称	感官刺激	姓名		学号	
实践要求	结合技能实施流程，开展实践练习。3人进行感官刺激的模拟操作，1人扮演老年人，1人扮演老年人家属，1人进行模拟操作。完成后再交换角色实践练习。				
实践心得体会					
反思与改进					
教师评价					

技能 31
视觉空间训练（SZ-31）

【技能目标】

知识目标

掌握视觉空间训练的核心技能。

能力目标

能够对失智老年人进行视觉空间训练。

素质目标

（1）具有敏锐的洞察力，树立正确的照护理念。

（2）能够做到诚实、慎独，有较强的服务意识，照护技能熟练。

（3）有良好的仪表、谈吐和举止，取得失智老年人的信任。

（4）注重助人自助，提升失智老年人的自我照顾能力，减轻家属的照护压力。

【相关知识】

一、基本概念

视觉空间能力是指能准确掌握物体的形状、大小、远近、方位等空间特性的能力。而视觉空间训练是指利用几何图形、色彩、文字、方位、计算等基本要素刺激视觉空间，提高失智老年人的视觉空间能力，促进大脑的直观想象力。

二、常用方法

1. 定向力训练

定向力训练包括时间、地点、人物的认知训练，如让老年人识别钟表、数字、房间布局等。

2. 物品辨认训练

物品辨认训练是指利用卡片或实物锻炼老年人识别物品的能力，可选择老年人常用或常见的物品进行训练，如毛巾、牙刷、牙膏、水杯、梳子、碗等。

3. 找不同训练

找不同训练是指将类似的物品摆放在老年人面前，让老年人找出物品的不同，锻炼老年人的识别专注力。

4. 物品分类训练

物品分类训练是指将蔬菜、水果、动物、工具等卡片打乱，让老年人识别并分类。

三、注意事项

（1）活动前做好评估工作，根据老年人的个人喜好和身体机能适应度，为其选择合适的训练方案。

（2）活动中要注意观察老年人的反应，可根据老年人的兴趣爱好调整训练方案。

（3）活动中要时刻关注老年人的动向，以防发生误食、跌倒等意外。

【技能导入】

唐奶奶，79岁，初中文化，居住在养老机构，退休美术教师，有1个儿子，确诊轻度阿尔茨海默病5年。既往病史：冠心病、高血压。半年前，唐奶奶和老伴入住养老机构，唐奶奶一个人出去遛弯时会忘记回家的路，经常忘记吃降压药，有时吃了降压药却以为没吃。当老伴告诉唐奶奶已经吃过药时，唐奶奶不仅不听，还会情绪激动，对老伴大吼大叫。

【技能分析】

一、主要健康问题

（1）定向力障碍：忘记回家的路。

（2）记忆力障碍：忘记服药。

（3）情绪激动：对老伴大吼大叫。

（4）有脑出血的风险：高血压，情绪不稳定。

二、制订照护方案

针对唐奶奶的症状表现，为其制订个性化视觉空间训练方案，如定向力训练、物品辨认训练、找不同训练等。

三、主要训练目标

定向力训练：照护人员可采用游戏的方法使老年人熟悉回家路线，如画地图回家，即先将老年人的回家路线画成简图，再和老年人以下棋的形式比赛谁先到家；也可采用方位训练提高老年人的定向力，如前后左右、东南西北、房间布局等训练。

物品辨认训练：照护人员可准备常见的物品，让老年人识别物品的名称、用途、颜色。物品辨认训练可提高老年人的分析力、判断力。

找不同训练：照护人员可准备两张相似的简图，让老年人自行寻找两张图片哪些地方存在不同；或将水果卡片混合摆放，让老年人分辨哪些水果一样，哪些水果不一样，逐渐增加难度。

【技能实施】

一、操作流程

　　视觉空间训练的操作流程如图 7-31-1 所示。

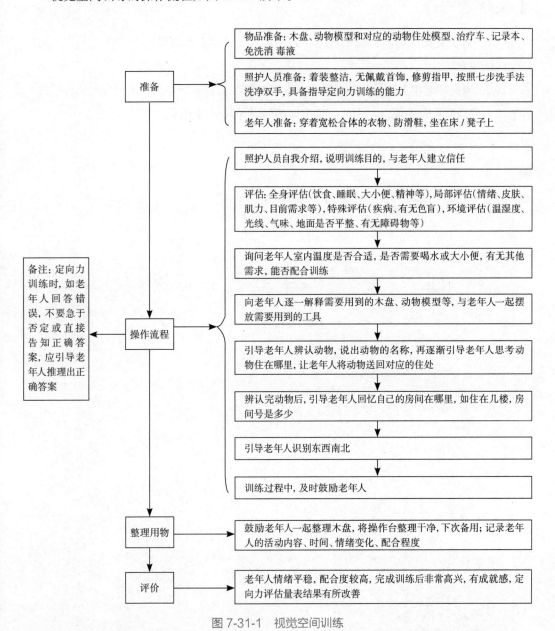

图 7-31-1　视觉空间训练

二、操作注意事项

（1）操作前应熟悉老年人的行为习惯，根据老年人的认知程度、兴趣爱好、职业特征等，为其制订个性化视觉空间训练。

（2）训练前可先进行放松活动，待老年人完全放松后再进行训练。

（3）在进行定向力训练、物品辨认训练、找不同训练时，可逐渐增加训练难度，循序渐进，训练时间以 30~60 分钟为宜。

【实践思考】

（1）对于有定向力障碍的失智老年人，若其无法领会训练动作，你作为照护人员应该如何处理？

（2）当失智老年人训练时不慎跌倒，左膝关节擦伤，你作为照护人员应该如何处理？若老年人跌倒后再也不愿参与训练，你应该如何引导其坚持训练？

【技能工单】

技能名称	视觉空间训练	学时		培训对象	
学生姓名		联系电话		操作成绩	
操作设备		操作时间		操作地点	
技能目的	1. 掌握视觉空间训练的核心技能。 2. 能指导老年人进行定向力训练。 3. 能准确评估老年人定向力障碍的程度, 并根据其实际情况制订合适的训练方案。 4. 保持耐心, 能与失智老年人进行有效的沟通交流。 5. 在训练过程中, 预防不良事件发生。				
技能实施	准备	1. 2. 3.			
	操作流程	1. 2. 3. 4. 5. 6. 7.			
	整理用物	1. 2.			
	评价				
教师评价					

【活页笔记】

技能名称	视觉空间训练	姓名		学号	
实践要求	结合技能实施流程，开展实践练习。3人进行视觉空间训练的模拟操作，1人扮演老年人，1人扮演老年人家属，1人进行模拟操作。完成后再交换角色实践练习。				
实践心得体会					
反思与改进					
教师评价					

技能 32
照护计划制订（SZ-32）

【技能目标】

知识目标

掌握照护计划制订的核心技能。

能力目标

具备为失智老年人制订照护计划的能力。

素质目标

（1）具有敏锐的洞察力，树立正确的照护理念。

（2）能够做到诚实、慎独，有较强的服务意识，照护技能熟练。

（3）有良好的仪表、谈吐和举止，取得失智老年人的信任。

（4）注重助人自助，提升失智老年人的自我照顾能力，减轻家属的照护压力。

【相关知识】

一、基本概念

1. 失智症照护计划

失智症照护计划是指照护人员根据失智老年人的个性、病史、生活习惯、身体条件、家庭环境等，为其制订个性化照护方案。

2. 护理程序

P（problem）：即护理诊断的名称，是对护理对象健康问题的概括性描述。护理诊断的名称分为两类：现存的，即护理对象目前已经存在的健康问题；危险的，即现在未发生但健康状况和生命过程中可能出现的反应，若不采取护理措施将会发生健康问题。

S（symptom or sign）：即症状或体征。症状是指患者对疾病所造成的一些生理功能性异常的自我感觉和评估，如瘙痒感、胸闷、疼痛感、恶心等。体征是指患者体内或体表上出现的能够察觉的客观变化，如皮肤上出现的红疹、水泡、肿块，肝肾功能出现的异常，脏器出现的杂音等。症状和体征一般是同时存在的，但有时也会单独出现，二者对护理诊断具有重要作用。

E（etiology）：即相关因素，是指使护理诊断成立并维持的原因和情景，包括生理、心理、治疗、年龄等。

二、照护计划制订原则

（1）以照护对象为中心。照护目标的制订需要依据老年人的实际情况。

（2）针对性及单一性。每个照护目标都应明确针对一个照护问题。

（3）可测量性。照护目标应使用可测量的术语，便于照护人员客观地评估老年人健康状况的改变及改变程度。

（4）可观察性。老年人的健康状况一旦发生改变，照护人员应直接询问或评估，及时发现问题。

（5）时限性。每个照护目标都应有明确的时间范围和截止日期。

（6）互动性及可行性。保证照护目标是切实可行的。

三、照护目标

照护目标是选择照护措施的依据，也是评价照护措施的标准。照护目标分为短期目标和长期目标。短期目标是指在相对较短的时间（一般不超过 1 周）内可实现的目标。长期目标是指需要相对较长时间（超过 1 周，甚至数月）才能实现的目标。

照护目标的陈述公式：主语 + 谓语 + 行为标准 + 时间 / 条件状语。

主语：指被照护的老年人。

谓语：指被照护的老年人将要完成的行为动作。

行为标准：指被照护的老年人完成该行为动作所要达到的程度。

时间状语：指被照护的老年人完成该行为动作所需的时间。

条件状语：指被照护的老年人完成该行为动作所必须具备的条件。

【技能导入】

徐奶奶，73 岁，中专文化，退休幼师，现居住于养老机构，性格活泼，爱好下象棋，喜欢吃甜食，不喜欢吃蔬菜，子女忙于工作。既往病史：糖尿病 20 年，阿尔茨海默病 5 年，脑卒中半年。目前徐奶奶右侧肢体活动能力较好，左下肢肌力 4 级，经常忘记回房间的路，不记得服药，经常怀疑邻居偷自己的东西，受到刺激偶尔会出现暴力行为，喜欢在走廊徘徊，夜间不睡觉。

【技能分析】

一、主要健康问题

（1）定向力障碍：忘记回房间的路。

（2）记忆力障碍：忘记服药。

（3）异常行为：经常怀疑邻居偷自己的东西，受到刺激偶尔会出现暴力行为，喜欢在走廊徘徊，夜间不睡觉。

二、制定照护计划

针对徐奶奶的症状表现，为其制定个性化照护计划。

三、主要训练目标

为徐奶奶制定个性化照护计划，改善其生活质量，延缓病情发展。

【技能实施】

一、操作流程

1. 制定照护计划

照护计划如表 7-32-1 所示。

表 7-32-1　照护计划

健康问题	照护目标	照护措施	注意事项
定向力障碍	（1）1 周内无走失发生； （2）1 个月内能正确说出所住房间地址； （3）2 个月内能自主出入房间	（1）评估定向力障碍程度； （2）在房间布置大而明显的标志； （3）不断用正确方法提示定向信息，使大脑不断接受刺激信息，提高定向力	反复训练，从简单到复杂
记忆力障碍	（1）1 周内能配合训练； （2）1 个月内能正确说出时间； （3）2 个月内能掌握记忆力训练方法	（1）运用 MMSE 等评估记忆力障碍程度； （2）每天进行瞬时、短时记忆训练，30~60 分钟 / 次； （3）常用物品定点放置，并设置标识； （4）根据评估结果调整训练方案	（1）长期训练； （2）根据老年人的兴趣爱好制订训练方案，提升训练效果
异常行为	（1）3 天内减少不良刺激因素； （2）1 个月内发脾气次数＜ 3 次； （3）2 个月内能自我调节情绪	（1）评估老年人的不良刺激因素； （2）对老年人进行心理疏导，消除不良心理因素； （3）制订清淡饮食的食谱，避免辛辣、生冷饮食对老年人造成不良的刺激影响； （4）观察老年人的居住环境，避免有刺激色彩，如红色等，光线宜明亮但不刺眼； （5）引导老年人培养兴趣爱好，积极参加集体活动，稳定情绪； （6）必要时精神科医生介入，遵医嘱给药	（1）帮助老年人调节情绪时，尊重老年人的情绪，不可使老年人产生抗拒或不信任； （2）在生活上给予老年人更多的关怀和照顾，提升其居住舒适度； （3）遵医嘱给药

2. 每天的照护计划

每天的照护计划如表 7-32-2 所示。

表 7-32-2　每天的照护计划

时间段	照护项目
7:00—9:00	晨间护理、吃早餐、服药
9:00—10:30	认知功能训练、集体娱乐活动
10:30—12:00	吃午餐、如厕、清洁
12:00—14:00	午休
14:00—17:00	下午茶、吃水果、健康宣教
17:00—19:00	吃晚餐
19:00—22:00	睡前洗漱、泡脚、放松
22:00—7:00（次日）	睡觉（照护人员定时巡视房间，鼓励老年人自主翻身、如厕、喝水）

3. 每周的照护计划

每周的照护计划如表 7-32-3 所示。

表 7-32-3　每周的照护计划

时间	照护项目
周一	测量常规生命体征
周二	非药物疗法训练
周三	集体娱乐活动
周四	房间大清理
周五	志愿者服务活动
周六	亲情开放日
周日	总结会（评估照护计划的实施情况）

4. 照护效果评价

了解照护计划的实施情况，确认是否实现照护目标，针对不足之处制订改进措施。

二、操作注意事项

（1）操作前应了解老年人的行为习惯，根据老年人的认知程度、兴趣爱好、职业特征、以往经历等，为其制订照护计划。

（2）若老年人脾气不好，应提前设计沟通交流方式，取得老年人的配合。

（3）可利用语言和非语言方式鼓励老年人参与照护，加强自我管理，发挥残存功能，提升自理能力。

（4）及时关注老年人各方面的变化，能针对老年人的心理和情绪作出恰当的反应，给予支持。

（5）做事不可急躁，具有尊老、敬老、爱老、护老的意识。

【实践思考】

实施照护计划时，如果失智老年人拒不配合，你应该如何处理？

【技能工单】

技能名称	照护计划制订	学时		培训对象	
学生姓名		联系电话		操作成绩	
操作设备		操作时间		操作地点	
技能目的	1. 掌握照护计划制订的核心技能。 2. 能为失智老年人制订照护计划。				
技能实施	准备	1. 2. 3.			
	操作流程	1. 2. 3. 4. 5. 6. 7.			
	整理用物	1. 2.			
	评价				
教师评价					

【活页笔记】

技能名称	照护计划制订	姓名		学号	
实践要求	结合技能实施流程，开展实践练习。3人进行照护计划制订的模拟操作，1人扮演老年人，1人扮演老年人家属，1人进行模拟操作。完成后再交换角色实践练习。				
实践心得体会					
反思与改进					
教师评价					

模块 8：重度失智老年人照护

【模块描述】

　　失智症的病程长达 10~20 年，发展一般分为三个阶段。第一阶段为轻度失智阶段，主要表现为近期记忆明显减退，判断力下降等；第二阶段为中度失智阶段，主要表现为远、近期记忆均严重受损，日常生活能力显著下降等；第三阶段为重度失智阶段，主要表现为记忆力丧失，生活难以自理，依赖长期照护等。

　　在重度失智阶段，患者认知功能严重受损，仅存近期记忆，忘记了亲人，甚至忘记了自己；语言功能严重受损，失去对语言的理解能力，无法正常与人交流；进食、穿衣、如厕、洗漱等最基础的日常活动也需要协助；无法控制膀胱和直肠功能，导致大小便失禁；行动变得十分困难，逐渐无法坐立、行走，可能出现痛性肌痉挛和关节挛缩，阻止正常运动，导致关节永久性向内弯曲变形，最终只能终日卧床。大多数失智老年人最后都因压疮、骨折、肺炎、营养不良等继发性并发症或衰竭而死亡。

　　对于失智老年人，不管是家人、照料者，还是全社会，都应该营造一个理解、宽容的氛围，同时还需要尊重、关爱、包容失智老年人，帮助其提高生活质量，体现生命尊严。

　　本模块将重点介绍重度失智老年人的饮食照护、清洁照护、衣物更换、排泄照护等。重度失智老年人的照护基本要求如下。

　　（1）尊重老年人：应以合适的态度与老年人沟通，言行举止应慎重，不责怪、训斥老年人，不与老年人争辩。尽可能尊重老年人的生活习惯、意愿、选择、文化信仰与价值观。

　　（2）接纳老年人：应接纳并理解老年人的情绪与表现，接纳老年人因疾病而发生改变的事实，帮助老年人面对和接受。

　　（3）保持舒适：应保持老年人生理和心理的舒适感，关注因身体不适引发的行为及精神问题，还应关注周围环境对老年人生理和心理的影响。

　　（4）保障安全：应尽早准确识别可能会引起噎食、跌倒、坠床、走失、自伤、伤人、压力性损伤等常见风险的因素并采取相应的应对措施。

【学习目标】

掌握

（1）重度失智老年人饮食照护的核心技能。

（2）重度失智老年人清洁照护的核心技能。

（3）重度失智老年人衣物更换的核心技能。

（4）重度失智老年人排泄照护的核心技能。

（5）重度失智老年人安全照护的核心技能。

熟悉

（1）重度失智老年人饮食照护的注意事项。

（2）重度失智老年人清洁照护的注意事项。

（3）重度失智老年人衣物更换的注意事项。

（4）重度失智老年人排泄照护的注意事项。

（5）重度失智老年人安全照护的注意事项。

了解

（1）重度失智老年人饮食照护的概念。

（2）重度失智老年人清洁照护的概念。

（3）重度失智老年人衣物更换的概念。

（4）重度失智老年人排泄照护的概念。

（5）重度失智老年人安全照护的概念。

技能 33
饮食照护（SZ-33）

【技能目标】

知识目标

掌握重度失智老年人饮食照护相关知识。

能力目标

能为重度失智老年人喂饭、鼻饲。

素质目标

（1）能够理解并接纳重度失智老年人情绪不稳、易激动的症状表现，能陪伴情感淡漠的重度失智老年人。

（2）能够多方面、多层次地分析并解决重度失智老年人的照护问题，为重度失智老年人创造安全、舒适的生活。

（3）形成尊重、理解、善待、关爱重度失智老年人的专业照护价值观。

【相关知识】

随着病情的进展，失智老年人会渐渐失去控制口周和喉部肌肉的能力，造成吞咽困难。因此，重度失智老年人在进食过程中常常发生误吸、呛咳或噎食，继而引发呼吸道炎症，而吸入性肺炎是导致重度失智老年人死亡的常见原因。

一、饮食照护的注意事项

对已经进入重度阶段的失智老年人而言，如何开展安全、舒适的饮食照护尤为重要，因此，照护人员需要特别注意以下几点。

1. 选择合适的食物

在饮食制作方面，对于能自主进食的老年人，可以根据老年人的情况选择合适的食物。

（1）如果老年人的味觉发生变化，可以用调味料提高食物的风味，如在鸡蛋饼上涂番茄酱，在米粥里加糖，做水果色拉等。

（2）失智老年人的视觉可能会出现问题，因此可根据需要，选择有颜色的食物，使食物与碗盘的颜色形成对比，避免老年人因看不清而打翻食物，如在南瓜粥或白粥里加红糖、香葱、菜叶、肉松等佐料。

（3）选择一些可以用手抓取的食物作为点心，如小饼干、小面包、去皮的水果等，一方面可以锻炼老年人的手部功能，使其体验进食的乐趣，另一方面可以提供老年人所需的营养。

（4）食物的种类切记不能太多，避免失智老年人混淆。也可将饭菜装在同一个碗中或像西餐吃法，一道一道上给老年人食用。

2. 注意进食环境的安排

进餐地点及座位尽量固定，保证进食时间充足。若老年人的精神状态不好，可延后进食，进食时要求安静，关掉电视机、收音机，餐桌布置尽量简单，只放吃饭需要的餐具，不要放花瓶、装饰品、调味瓶。

3. 尽量鼓励失智老年人自行进食

失智老年人自行进食除了能锻炼手部功能，还能提高进食兴趣。照护人员不要太早剥夺老年人进食的权利，不得已才选择喂食。要为老年人选择简单的餐具，大部分重度失智老年人已经无法使用筷子，此时可以选择用勺子进餐；若不方便抓握餐具，可使用安全的餐具，如长柄、粗柄的汤匙；也允许老年人在做好手部清洁后自行抓取食物进食。

4. 鼓励饮水

重度失智老年人到一定时期会出现无法识别饿和渴的感觉，照护人员要密切关注老年人的体重变化及脱水表现。照护人员应记录每天的进食和饮水量，要保证老年人摄取足够的液体，预防泌尿系统感染。

二、重度失智老年人吞咽障碍饮食照护

吞咽障碍是指摄食—吞咽过程中一个或者多个阶段受损导致吞咽困难的一组临床综合征。吞咽障碍可影响摄食及营养吸收，还可导致食物误入气管而引发吸入性肺炎，严重者可危及生命。

1. 吞咽功能评定

照护人员可根据需要，运用洼田饮水试验评定老年人的吞咽功能。

（1）检查方法：老年人取坐位，喝下 30 mL 温开水，照护人员观察其饮水所需时间和呛咳情况。

1级（优）：能顺利地 1 次将水咽下，无呛咳。

2级（良）：能分 2 次以上将水咽下，无呛咳。

3级（中）：能 1 次将水咽下，但有呛咳。

4级（可）：能分2次以上将水咽下，但有呛咳。

5级（差）：不能将水全部咽下，频繁呛咳。

（2）评定结果：分为正常、可疑、异常。

正常：1级，5秒之内咽下。

可疑：1级，5秒以上咽下；或2级。

异常：3~5级。

2. 照护方法

（1）糊状食物饮食照护。

①帮助老年人取坐位，头部前屈，利用这种体位可使食物顺利咽下，防止噎食，避免发生食物反流或残余食物误入气管。

②应选择密度均匀、黏性适当、不易松散、通过咽和食管时易变形的糊状食物。

③选择边缘钝厚、容量5~10 mL的匙子，每次进食要控制一口量，每次吞咽后嘱老年人多做几次空吞咽动作，确保食物全部咽下。

④进食时注意力要集中，保持耐心。

（2）鼻饲饮食照护。

①帮助老年人取合适体位，抬高床头（大于30°），鼻饲后30分钟再恢复平卧位。

②保持胃管位置正确，在胃管穿出鼻孔处做标记，及早发现移位，鼻饲前回抽胃液，确定胃管在胃内。

③将稀饭、鸡蛋、鱼、肉、高汤、蔬菜等粉碎搅拌成匀浆状，还可以加牛奶、水、果汁，保证老年人每天的能量需求，有条件者可以选择营养液。

④鼻饲液的温度保持在38~40℃，每次喂食200 mL，每2小时喂食1次，每天6~8次，每次喂食前后用20 mL温开水冲洗胃管。

【技能导入】

周奶奶，88岁，近10年来多次发生脑梗，记忆力渐进性衰退。入住养老机构3年，长期卧床，右侧肢体轻度屈曲僵硬，不认识亲人和朋友，说话常常词不达意、含糊不清，无法自主进食。近3天，周奶奶频繁呛咳，进食减少。

【技能分析】

一、主要健康问题

（1）吞咽障碍：无法自主进食，近期频发呛咳。

（2）记忆力衰退：不认识亲人和朋友。

（3）语言障碍：说话词不达意、含糊不清。

（4）运动障碍：长期卧床，右侧肢体轻度屈曲僵硬。

二、制订照护方案

目前，周奶奶已无法自主进食，针对周奶奶的症状表现，首先为其制订重度失智老年人饮食照护方案，若周奶奶病情持续加重，则需要更换为鼻饲饮食。

三、主要照护目标

（1）为重度失智老年人喂饭：消除老年人频发的进食呛咳，增加老年人食欲和食量。

（2）为重度失智老年人进行鼻饲饮食照护：帮助不能进食的老年人安全地摄取营养。

【技能实施】

一、操作流程

饮食照护的操作流程如图 8-33-1 所示。

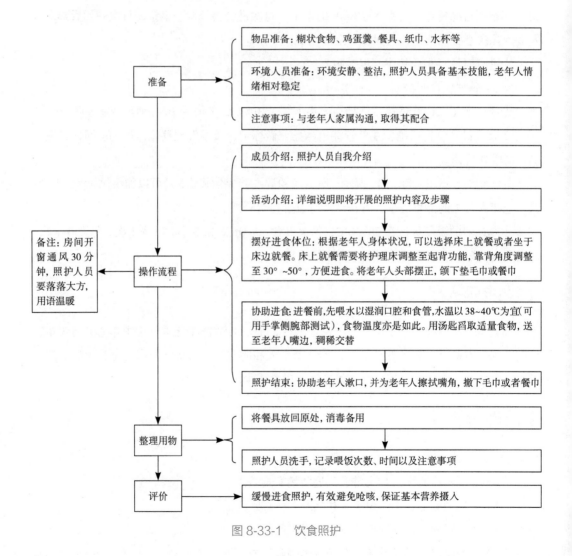

图 8-33-1　饮食照护

二、操作注意事项

（1）根据失智老年人的吞咽功能情况，为其选择合适的食物，还应考虑食物的营养搭配及个人喜好。

（2）重度失智老年人的吞咽功能差，稍有不慎，就可能出现呛咳或噎食。为保障安全，照护人员需要提前掌握噎食急救知识，如海姆立克急救法、背部叩击急救法等。

（3）鼻饲饮食照护时，首先要判断胃管是否在胃内，其次要做好口腔清洁，防止口腔、消化道、呼吸道感染，此外还要预防胃管堵塞、反流物进入胃管。

【实践思考】

（1）面对长期需要鼻饲进食的重度失智老年人，照护人员应当如何更好地实施人文关怀？

（2）如何简单评定一位重度失智老年人的吞咽功能？

【技能工单】

技能名称	饮食照护	学时		培训对象	
学生姓名		联系电话		操作成绩	
操作设备		操作时间		操作地点	
技能目的	1. 掌握重度失智老年人饮食照护相关知识。 2. 能为重度失智老年人喂饭、鼻饲。 3. 能与医护人员、营养师等形成良好的合作关系。				
技能实施	准备	1. 2. 3.			
	操作流程	1. 2. 3. 4. 5. 6. 7.			
	整理用物	1. 2.			
	评价				
教师评价					

【活页笔记】

技能名称	饮食照护	姓名		学号	
实践要求	结合技能实施流程,开展实践练习。3 人进行饮食照护的模拟操作,1 人扮演老年人,1 人扮演老年人家属,1 人进行模拟操作。完成后再交换角色实践练习。				
实践心得体会					
反思与改进					
教师评价					

技能 34
清洁照护（SZ-34）

【技能目标】

知识目标
掌握重度失智老年人清洁照护相关知识。

能力目标
能为重度失智老年人清洁口腔、洗发、沐浴、修饰仪容仪表。

素质目标
（1）能够理解并接纳重度失智老年人情绪不稳、易激动的症状表现，能陪伴情感淡漠的重度失智老年人。

（2）能够多方面、多层次地分析并解决重度失智老年人的照护问题，为重度失智老年人创造安全、舒适的生活。

（3）形成尊重、理解、善待、关爱重度失智老年人的专业照护价值观。

【相关知识】

随着病情的进展，失智老年人各个系统的功能也进行性减退，从生活完全自理到生活部分自理，再到卧床完全不能自理。因此，需要为卧床老年人进行清洁照护，提高其生活质量。

清洁照护的意义：保持老年人的清洁、舒适，促进身体血液循环，使老年人精神愉悦，还有助于观察老年人的身体状况。

一、口腔清洁

重度失智老年人的消化系统功能衰退明显，表现为对食物的消化、吸收能力降低。此外，老年人进食少、饮水少、唾液分泌少，更易导致食物残渣滞留口腔，引发口腔炎症，甚至呼吸道或消化道感染性疾病。因此，照护人员需要加强对重度失智老年人的口腔清洁照护。

1. 刷牙与漱口
（1）鼓励自理老年人自己刷牙，对锻炼手部能力大有好处。

（2）对于半自理老年人，应协助其取坐位或半坐位刷牙。

（3）对于牙齿脱落或稀少且意识清楚的老年人，每次进食后协助其刷牙。

（4）对于不能起床的老年人，需要协助其使用吸管吸水漱口、刷牙，保持口腔清洁。

（5）对于自理或半自理老年人，推荐其使用牙刷。

（6）对于因病昏迷的老年人，可使用棉球（棉棒）帮助其清洁口腔。

2. 清洁义齿

（1）义齿的佩戴：佩戴义齿可增进咀嚼功能，维持良好的口腔外观。佩戴义齿时不宜吃太硬或黏性较大的食物，以防损坏。

（2）义齿的保存：义齿取下来后，要用冷清水（禁用热水或消毒水中，以免变性）浸泡保存，每半年或一年到专业医院复查，确保义齿无变形破损，佩戴舒适。

（3）义齿的清洁：饭前、饭后漱口，每餐后清洁义齿，每天至少清洁舌头和口腔黏膜1次，并按摩牙龈部。每餐后，照护人员帮助重度失智老年人取下义齿，用牙刷刷洗义齿，再帮老年人重新戴上义齿。

二、头发清洁

1. 确保老年人情绪稳定

为重度失智老年人进行头发清洁（包括洗发和梳理）时，整个过程中都要注意老年人的情绪变化。当老年人情绪不稳定时，首先需要安抚老年人的情绪，待其稳定后才可进行照护操作，不可强迫进行。

2. 洗发要求

室温应调至24~26℃，水温应调至38~42℃。室温适宜可避免老年人受凉或闷热，水温适宜可扩张皮肤毛细血管，打开毛孔，有利于排出代谢产物，促进血液循环，减轻疲劳。洗发后要及时为老年人擦干或吹干头发，避免着凉。

3. 洗发技巧

头发打结时，可用30%乙醇打湿打结处，润滑发丝，使头发易于梳理。掉落的头发及头皮需要及时清理，患头虱的老年人掉落的头发需要用纸包好焚烧。若老年人的头发较长，宜从发梢开始，一段一段地向上梳理。梳理短发可从发根部开始。

三、全身擦浴

1. 目的

全身擦浴的目的包括为卧床老年人清洁皮肤，促进血液循环，提高舒适度，预防并发症，维护老年人的自尊。通过清洗与揉搓，祛除皮肤污垢，达到消除疲劳、促进血液循环、改善睡眠、提高皮肤新陈代谢能力与增强抵抗力的作用。

2. 准备工作

（1）照护人员仪容仪表整洁、大方，修剪指甲。

（2）关上门窗，避免空气对流。室温调节至24~26℃，防止老年人受凉或闷热。

（3）准备水盆（3个）、热水、毛巾（3块，擦澡巾、清洁会阴毛巾、洗脚毛巾）、浴巾、洗面奶、洗浴液（或洗浴皂）、清洁衣裤、梳子、橡胶单、污水桶等。

3. 擦洗步骤

（1）擦洗上肢：照护人员把小毛巾沾湿并包裹在手上，擦洗老年人的肩、腋下、上臂、前臂，将老年人的手泡于脸盆热水中，洗净指间及指缝，再用臂下浴巾轻轻擦干。同法擦洗近侧上肢。

（2）擦洗胸、腹部：将棉被向下折叠，将浴巾直接盖在老年人的胸、腹部，一手略掀起浴巾，另一手裹擦洗毛巾，擦洗胸、腹部，用浴巾擦干，盖上棉被。

（3）擦洗背、臀部：协助老年人取侧卧位，将背部棉被向下折叠，暴露老年人的背、臀部，将浴巾铺在背、臀下，由腰骶部螺旋形向上至肩部擦洗全背，再擦洗臀部，用浴巾擦干，更换清洁上衣。

（4）擦洗下肢：脱下老年人的裤子，将棉被盖在近侧，远侧下肢屈膝，下铺浴巾，擦洗髋部、大腿、膝部、小腿。同法擦洗近侧下肢。对于偏瘫老年人，先擦洗健侧，后擦洗患侧。

（5）冲洗会阴部，最后冲洗足部。

（6）擦浴后，要及时换上清洁裤子（对于偏瘫老年人，先穿患侧，后穿健侧），整理床位，协助老年人取舒适体位，整理用物。

4. 注意事项

（1）擦洗过程中要注意观察老年人的反应，如出现打寒战等情况，应立即停止，注意保暖。

（2）视清洁度随时更换清水并调整水温，防止受凉。

（3）洗脸、洗脚、洗会阴的毛巾和脸盆要分开使用。

（4）注意保护老年人的隐私，随时遮盖老年人身体暴露部位，不可过多翻动老年人。

（5）操作时遵从节力原则。

【技能导入】

李爷爷，88岁，患阿尔茨海默病10年，大部分时间卧床，生活不能自理，口腔清洁、洗发和洗澡完全需要他人协助，不喜欢在浴室洗澡。请根据李爷爷的实际情况提供合理的清洁照护。

【技能分析】

一、主要健康问题

（1）患阿尔茨海默病 10 年。

（2）生活不能自理，大部分时间卧床。

二、制订照护方案

目前，李爷爷生活无法自理，针对其症状表现，为其制订重度失智老年人清洁照护方案。因李爷爷不喜欢在浴室洗澡，本次照护方案为全身擦浴清洁。

三、主要照护目标

为老年人进行全身擦浴，改善其清洁度。

【技能实施】

一、操作流程

清洁照护的操作流程如图 8-34-1 所示。

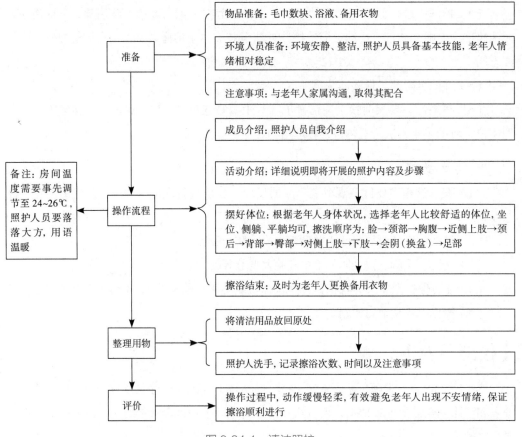

图 8-34-1　清洁照护

二、操作注意事项

（1）重度失智老年人不能控制自己的行为，如老年人情绪不稳定或抗拒清洁，要耐心沟通，不能强迫。

（2）注意以下情况不能为失智老年人进行全身擦浴：空腹、餐后 1 小时内、血压控制不好、严重贫血、跌打创伤（压疮）、尿毒症、出血性疾病、急性炎症等。

【实践思考】

面对长期卧床、清洁度差、不予配合的重度失智老年人，你应当如何处理？

【技能工单】

技能名称	清洁照护	学时		培训对象	
学生姓名		联系电话		操作成绩	
操作设备		操作时间		操作地点	
技能目的	1. 掌握重度失智老年人清洁照护相关知识。 2. 能为重度失智老年人进行各个部位的清洁。 3. 能与医护人员、营养师等形成良好的合作关系。				
技能实施	准备	1. 2. 3.			
	操作流程	1. 2. 3. 4.			
	整理用物	1. 2.			
	评价				
教师评价					

【活页笔记】

技能名称	清洁照护	姓名		学号	
实践要求	结合技能实施流程，开展实践练习。3人进行清洁照护的模拟操作，1人扮演老年人，1人扮演老年人家属，1人进行模拟操作。完成后再交换角色实践练习。				
实践心得体会					
反思与改进					
教师评价					

技能 35
衣物更换（SZ-35）

【技能目标】

知识目标

掌握重度失智老年人衣物更换相关知识。

能力目标

能为重度失智老年人穿脱衣物、更换床上用品。

素质目标

（1）能够理解并接纳重度失智老年人情绪不稳、易激动的症状表现，能陪伴情感淡漠的重度失智老年人。

（2）能够多方面、多层次地分析并解决重度失智老年人的照护问题，为重度失智老年人创造安全、舒适的生活。

（3）形成尊重、理解、善待、关爱重度失智老年人的专业照护价值观。

【相关知识】

随着病情的进展，失智老年人的日常生活能力严重下降，需要照护人员协助穿脱衣物。照护人员应掌握衣物更换技能，既能让失智老年人感觉舒适，又能减轻护理劳动强度。

一、衣物更换的要点

帮助老年人更换衣物时需要注意以下 4 个方面。

（1）实用：衣物具有保暖防寒的作用。老年人对外界环境适应能力差，体温调节能力更差，冬季畏寒，夏季畏热。因此，在穿着上首先考虑衣物的保暖、消暑等实用功能。

（2）舒适：穿着应力求宽松舒适、柔软轻便，利于活动，利于穿脱。面料以纯棉制品为宜。夏季可选择真丝、棉麻等凉爽透气的面料。

（3）整洁：虽然失智老年人可能存在判断力障碍，但着装整洁可使老年人感到精神愉悦，对老年人的健康也有所帮助。

（4）美观：根据老年人的文化素养、品位喜好，可为其挑选适合的服装。款式以简洁大方为宜。

二、衣物更换的意义

（1）保持清洁可使老年人感觉舒适。

（2）通过更换衣物，可观察老年人的皮肤变化及肢体灵活性，及时发现异常。

（3）衣物更换可使老年人感到心情愉快，促进身心健康。

三、注意事项

（1）更换衣物时，避免摇晃震动。

（2）在保暖的前提下，避免不必要的暴露，注意保护老年人的隐私。

（3）切忌生拉硬拽，注意保护老年人的身体疾患或疼痛部位。

（4）保障老年人的安全，避免坠床。

（5）衣物要保持适当的松紧度，不要出现褶皱，防止产生摩擦力导致压疮。

（6）根据衣物种类，正确系上带子、纽扣。

【技能导入】

刘爷爷，78岁，脑梗死10年，左侧肢体偏瘫，左手屈曲，左脚不能弯曲，口齿不清。长期卧床，生活不能自理。早上照护人员为其翻身时发现裤子尿湿了。请根据刘爷爷的实际情况为其更换衣物。

【技能分析】

一、主要健康问题

（1）脑梗死。

（2）长期卧床，生活不能自理。

二、制订照护方案

目前，刘爷爷生活无法自理，针对其症状表现，为其制订重度失智老年人衣物更换方案。

三、主要照护目标

为老年人进行衣物更换照护，改善其清洁度。

【技能实施】

一、操作流程

衣物更换的操作流程如图8-35-1所示。

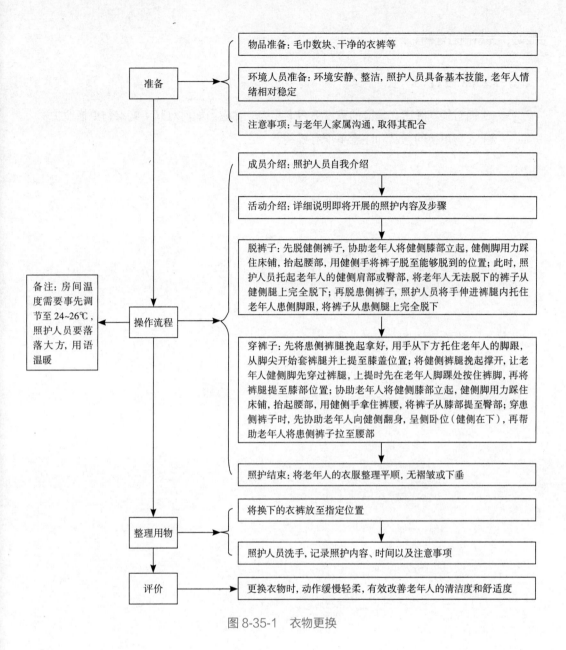

图 8-35-1　衣物更换

二、操作注意事项

（1）重度失智老年人不能控制自己的行为，如果老年人情绪不稳定、抗拒衣物更换，要耐心沟通，不能强迫。

（2）长期卧床的老年人，皮肤容易受损，应为其选择宽松、舒适的衣物。

（3）老年人关节僵硬、灵活度差，操作时动作一定要轻柔、准确、节力、安全，体现人文关怀。

（4）对于肢体偏瘫的老年人，一定注意穿脱顺序。脱衣服时，先健侧后患侧；穿衣服时，先患侧后健侧。

【实践思考】

（1）面对长期卧床、偏瘫的重度失智老年人，你应当如何对其实施衣物更换照护？

（2）衣物更换的意义和注意事项有哪些？

【技能工单】

技能名称	衣物更换	学时		培训对象	
学生姓名		联系电话		操作成绩	
操作设备		操作时间		操作地点	
技能目的	1. 掌握重度失智老年人衣物更换相关知识。 2. 能为重度失智老年人进行开襟式、套头式等衣物的穿脱。 3. 能与医护人员、营养师等形成良好的合作关系。				
技能实施	准备	1. 2. 3.			
	操作流程	1. 2. 3. 4.			
	整理用物	1. 2.			
	评价				
教师评价					

【活页笔记】

技能名称	衣物更换	姓名		学号	
实践要求	结合技能实施流程，开展实践练习。3 人进行衣物更换的模拟操作，1 人扮演老年人，1 人扮演老年人家属，1 人进行模拟操作。完成后再交换角色实践练习。				
实践心得体会					
反思与改进					
教师评价					

技能 36
排泄照护（SZ-36）

【技能目标】

知识目标

掌握重度失智老年人排泄照护相关知识。

能力目标

能为重度失智老年人更换纸尿裤、更换尿袋、通便、取便。

素质目标

（1）能够理解并接纳重度失智老年人情绪不稳、易激动的症状表现，能陪伴情感淡漠的重度失智老年人。

（2）能够多方面、多层次地分析并解决重度失智老年人的照护问题，为重度失智老年人创造安全、舒适的生活。

（3）形成尊重、理解、善待、关爱重度失智老年人的专业照护价值观。

【相关知识】

一、基本概念

1. 排泄

排泄是指人体将新陈代谢的产物排出体外的生理过程，是人体的基本生理需要之一，也是维持生命的必要条件。

2. 排泄的途径

（1）经皮肤排汗排出：包含部分水、少量无机盐和含氮物质。

（2）经呼吸系统呼吸排出：包含二氧化碳和少量水。

（3）经泌尿系统尿液排出：包含水、无机盐和代谢废物。

（4）经肠道排便排出：包含水和未消化的食物等。

3. 尿液的评估

（1）正常尿液的观察：正常情况下，排尿受意识支配，无痛苦，无障碍，可自主随意进行。尿液呈淡黄色（深浅不等）、清澈透明，放置后可出现少量絮状物。成人24小时尿量为 1000~2000 mL，日间排尿 3~5 次，夜间 0~1 次，每次 200~400 mL。尿比重为 1.015~1.025，pH 值为 4.5~7.5。尿液久置后，尿素分解产生氨，有氨臭味。

（2）异常尿液的观察：除尿比重、pH 值外，照护人员应学会从颜色、透明度和气味方面来简单辨别，如表 8-36-1 所示。

表 8-36-1　正常尿液与异常尿液的区别

项目	正常尿液	异常尿液
颜色	淡黄色或深黄色	淡红色：血尿； 茶色、酱油色：血红蛋白尿； 黄褐色：胆红素尿； 乳白色：乳糜尿
透明度	清澈透明	絮状浑浊
气味	久置后有氨臭味	明显氨臭味：泌尿道感染； 烂苹果味：糖尿病酮症酸中毒； 大蒜臭味：有机磷中毒
pH 值	4.5~7.5	强酸性：酸中毒、糖尿病、肾炎； 碱性：严重呕吐、尿路感染
尿比重	1.015~1.025	升高：糖尿病、急性肾小球肾炎； 降低：尿崩症、慢性肾功能不全

4. 影响排尿的因素

（1）年龄和性别：妇女在妊娠时，由于子宫增大压迫膀胱，排尿增多。老年人因膀胱肌肉张力减弱，出现尿频。婴儿因大脑发育不完善，排尿活动不受意识控制。

（2）饮食和气候：①液体摄入的总量和种类会影响排尿的总量和频率。②气温高低会影响呼吸合出汗，从而影响尿量。

（3）排尿习惯：排尿习惯的改变会影响排泄，如坐便改为蹲便或卧位排便。

（4）治疗检查：①手术、外伤均可导致失血、失液，使尿量减少。②麻醉剂可影响排尿活动，导致尿潴留。③某些检查需要禁食禁水，摄入减少，尿量随之减少。

（5）心理因素：①当排尿环境不合适时，排尿活动受大脑皮质的抑制而无法正常排尿。②焦虑、紧张状态下可能出现排尿异常，如尿频、尿急、尿潴留。③听觉、视觉等感觉刺激可诱发排尿。

（6）疾病因素：泌尿系统肿瘤（或结石、狭窄）、肾脏病变、神经系统疾病均可导致排尿异常。

5．排泄异常

（1）尿潴留：尿液大量存留在膀胱内而不能自主排出。

（2）尿失禁：排尿失去或不受意识控制，尿液不自主流出。

6．粪便的评估

（1）正常粪便的观察：黄色或黄褐色，成形软便。成人 24 小时排便量为 100~300 g，每天 1~3 次，内容物为食物残渣、脱落的细菌、代谢物等，气味因膳食种类不同而异。

（2）异常粪便的观察：可以通过排便次数、粪便颜色、形状、内容物，以及气味等简单辨别。

7．排便异常

（1）便秘：指排便次数减少，无规律性，粪便干燥、坚硬，排便困难。常伴有头痛、腹痛、腹胀、消化不良、食欲缺乏、疲乏无力等症状。

（2）腹泻：指排便次数增多，粪便稀薄而不成形甚至呈水样。常伴有腹痛、恶心、呕吐、肠鸣、里急后重等症状。

二、正常排泄的照护

1．提醒如厕

根据失智老年人的患病程度给予协助或帮助。

2．扶助如厕

搀扶行动不便、使用轮椅的老年人到卫生间进行大小便的护理，帮助其清洁及穿脱衣裤。

3．卧位使用便器

（1）在放置便器时，注意动作轻柔，避免硬塞、硬拽。在撤走便器之前，注意查看肛门周围清洁状况，对肛周进行皮肤清洁，擦拭时，注意从前往后擦（尤其女性老年人），大小便都要擦干净。

（2）在老年人排便后，观察排泄物性状，观察尾骶部的皮肤有无破损；保持床单干爽、清洁、无纸屑、无异味，若有污染或潮湿情况及时更换；注意保暖；注意保护隐私。

三、异常排泄的照护

1．尿失禁老年人的照护

（1）更换纸尿裤：对于完全卧床的老年人，需要及时更换纸尿裤，保持老年人皮肤清洁，身上无异味。照护人员在更换纸尿裤之前要先检查老年人的皮肤情况，预防压疮，确保肛周皮肤清洁。

（2）更换尿袋：使用碘伏消毒尿管与引流管的连接部位。将引流管从尿管处拔下，拔下后弃去废旧的引流袋，打开新的引流袋，注意不要接触到尿管与引流管的连接部位，然后将引流袋的引流管插入尿管。引流管需要插入尿管一定深度（3~4 cm），保证引流袋与尿管连接紧密，避免老年人活动时发生引流管脱出、漏尿等情况。引流袋更换好后，检查引流袋引流尿液是否正常。引流袋更换后若未见尿液，可轻轻按压老年人的小腹部，观察引流管中是否有尿液，如可见尿液，说明更换成功；如一直未见尿液，建议拔除引流袋并重新安插，或到医院进一步检查，看是否存在其他异常。不可将引流管末端提高（低于老年人的会阴部），防止尿液逆流，引起逆行感染。

2. 便秘老年人的照护

（1）调整饮食结构。

（2）使用开塞露通便。

（3）腹部按摩。

（4）人工取便。

3. 腹泻老年人的照护

（1）全面观察，准确记录粪便的性质、颜色和次数。

（2）注意休息，腹泻老年人体质虚弱，需要减少活动。

（3）安抚情绪，消除焦虑情绪，使老年人保持心情愉悦。

（4）增加饮水，减少因腹泻导致的水分丢失，多次少量。

（5）饮食调理，选择无油少渣、易消化的食物，少食多餐。

（6）注意保暖，局部清洁干燥，必要时肛周涂油，防止皮疹。

四、注意事项

（1）搀扶老年人或帮助使用轮椅的老年人如厕时，需要注意老年人的移动及转移安全，确保在安全护理操作的范围内进行。

（2）长期使用轮椅的老年人会有便秘的情况发生，在如厕时注意提醒老年人不要太过用力，避免因用力过大造成心脑血管疾病等意外状况发生，可建议老年人使用开塞露协助排便。

（3）老年人每次如厕时间不可过长。

（4）对于卧床使用便器的老年人，操作时动作要灵巧、轻柔，避免硬拽硬拖造成皮肤伤害。

【技能导入】

李奶奶，80 岁，患进行性记忆力减退 8 年。长期卧床，生活不能自理。李奶奶一直使用纸尿裤，最近几日排尿不畅，社区医生为其留置导尿。李奶奶经常便秘，最近几日未解大便。请根据李奶奶的实际情况为其提供合理的排泄照护。

【技能分析】

一、主要健康问题

（1）进行性记忆力减退。

（2）长期卧床，生活不能自理。

（3）留置导尿术后。

（4）便秘。

二、制订照护方案

目前，李奶奶生活无法自理，针对其症状表现，为其制订重度失智老年人排泄照护方案。

三、主要照护目标

为老年人进行尿袋更换和通便照护，缓解老年人的痛苦，改善清洁度。

【技能实施】

一、操作流程

排泄照护的操作流程如图 8-36-1 所示。

二、操作注意事项

（1）重度失智老年人不能控制大小便时，心理难免焦虑，要注意给予安慰和支持。

（2）注意保持老年人肛门周围皮肤的干燥和清洁。

（3）注意保暖。

（4）注意保护隐私，避免过多暴露。

（5）操作时动作要轻柔、准确、节力、安全，体现人文关怀。

（6）操作后要及时更换污染衣物和被单。

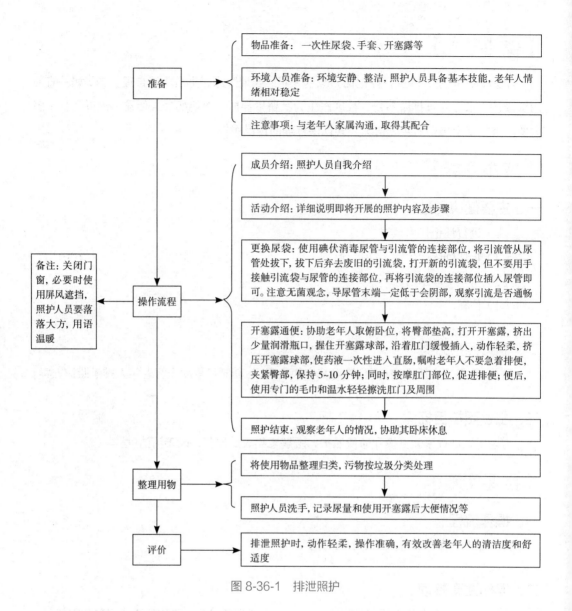

图 8-36-1　排泄照护

【实践思考】

（1）如何正确观察老年人的大小便情况？

（2）当老年人发生排尿异常时，你该如何处理？

【技能工单】

技能名称	排泄照护	学时		培训对象	
学生姓名		联系电话		操作成绩	
操作设备		操作时间		操作地点	

技能目的	1.掌握重度失智老年人排泄照护相关知识。 2.能为重度失智老年人进行多种方式的排泄照护。 3.能与医护人员、营养师等形成良好的合作关系。	
技能实施	准备	1. 2. 3.
	操作流程	1. 2. 3. 4.
	整理用物	1. 2.
	评价	
教师评价		

【活页笔记】

技能名称	排泄照护	姓名		学号	
实践要求	结合技能实施流程，开展实践练习。3人进行排泄照护的模拟操作，1人扮演老年人，1人扮演老年人家属，1人进行模拟操作。完成后再交换角色实践练习。				
实践心得体会					
反思与改进					
教师评价					

技能 37
安全照护（SZ-37）

【技能目标】

知识目标

掌握重度失智老年人安全照护相关知识。

能力目标

能保障重度失智老年人的基本安全，预防跌倒、坠床。

素质目标

（1）能够理解并接纳重度失智老年人情绪不稳、易激动的症状表现，能陪伴情感淡漠的重度失智老年人。

（2）能够多方面、多层次地分析并解决重度失智老年人的照护问题，为重度失智老年人创造安全、舒适的生活。

（3）形成尊重、理解、善待、关爱重度失智老年人的专业照护价值观。

【相关知识】

一、基本概念

1. 安全照护

安全照护是指保护重度失智老年人免受安全危害，如意外伤害（跌倒、坠床、噎食等）、走失和用药安全问题等，是失智老年人照护最基本的要求。

2. 跌倒

老年人跌倒的发生率随年龄增加而增高。WHO 指出，跌倒是老年人慢性致残的第三大原因。

二、照护内容

1. 预防跌倒

（1）合适的衣物：衣物不能过肥、过长，尽量不穿拖鞋，应穿合脚的、带有防滑功能的透气布鞋。穿脱衣物时应取坐位或卧位。

（2）适宜的环境：房间内减少台阶、门槛，家具实用简单，不堆放杂物。房间必须保持干燥。浴室、过道需要有夜间照明灯。

（3）行走训练：嘱咐老年人在直立行走前要先坐稳，再站稳，最后起步行走。

（4）陪伴活动：对于有运动障碍、认知障碍、高血压的失智老年人，当其需要行走（包括上厕所）时，必须有人搀扶陪伴。

（5）应对疾病：很多重度失智老年人患有多种原发性疾病，容易跌倒，如帕金森病可导致行走困难，需要积极协助老年人按时、按量服用药物。

2. 跌倒的处理

（1）教会老年人自己起身：先背部着地，弯曲双腿，挪动臀部到椅子或床旁（如有问题马上寻求帮助）。休息数分钟，待体力恢复后，尽力让自己向椅子或床旁方向翻转身体，变为俯卧位。双手支撑地面，尽力使自己跪立，双手扶住椅子或床，并以此为支撑，尽力站起来。

（2）现场处理：不要急于扶起老年人，要分情况进行处理。

①意识不清：

现场抢救并立即拨打 120 电话。

如有外伤、出血，立即止血、包扎。

如有呕吐，缓慢将头偏向一侧，并清理口、鼻腔呕吐物，保证呼吸通畅。

如有抽搐，移至平整软地面或在身体下垫软物，防止碰、擦伤，必要时在牙间垫硬物，防止舌咬伤，不要硬掰抽搐肢体，防止肌肉、骨骼损伤。

如呼吸、心跳停止，应立即进行闭胸心脏按压、人工呼吸等急救措施。

如需要搬动，保证平稳，尽量平卧，整体搬运。

头颅损伤有耳鼻出血者，不要用纱布等堵塞，否则可导致颅内高压，并继发感染。此时应安静平卧，保持呼吸道通畅，及时转运。

②意识清楚：

询问老年人跌倒情况，对跌倒过程是否有记忆；检查是否有剧烈头痛、恶心呕吐、口角歪斜、言语不利、手脚无力等情况，如有，不可立即扶起，以免加重脑出血或脑缺血，使病情加重。

如有外伤、出血，立即止血、包扎；查看有无肢体疼痛、畸形、关节异常、肢体位置异常等情形（提示骨折），如有，不要随便搬动，以免加重病情。

如有心绞痛发作，协助其服下随身携带的急救药品。

对于有心脑血管疾病、糖尿病等慢性病的老年人，要警惕短暂性脑缺血、脑卒中。此时，应尽可能避免搬动老年人，更不能抱住老年人的身体进行摇晃。正确的做法是：若老年人坐在地上尚未完全倒下，可搬来椅子将其支撑住，或直接上前将其扶住；若老年人已完全倒地，可将其缓缓调整到仰卧位，同时小心地将其头面部偏向一侧，防止呕吐物误入气管而发生窒息。

3. 预防坠床

（1）加强防范：加床挡，必要时栓保险带。

（2）加强合作：在翻身或转移照护时，必要情况下可两人协作完成。

4. 预防噎食

（1）用餐体位：尽量取坐位或半卧位。

（2）心情平静：如老年人在用餐前忧虑、急躁，需要提前进行心理疏导。

（3）食物软烂：老年人咀嚼和吞咽功能下降，应选择软烂的食物。

（4）细嚼慢咽。

（5）适当喝水。

三、注意事项

（1）跌倒、坠床等意外大多数发生在老年人单独一人的时候，因此照护人员应视老年人的生活自理能力来判定其是否适合一人居住，并取得家属的配合。

（2）跌倒、坠床等意外一定要分情况处理，不要急于扶起老年人。

（3）安全无小事，安全照护体现在失智老年人照护的方方面面。照护人员应灵活运用专业知识和技能，于细微处体现人文关怀。

【技能导入】

赵爷爷，70 岁，无其他慢性疾病，5 年前患脑缺血，出现肢体偏瘫，由于治疗与康复及时且有效，目前能扶住拐杖在卧室内走动，与人交流基本正常。今晨巡视，照护人员发现赵爷爷摔倒在地，通过询问了解到赵爷爷想借助拐杖拿取放在高处的相框，还发现其屋内物品摆放较为杂乱。

【技能分析】

一、主要健康问题

（1）脑缺血。

（2）跌倒：屋内物品摆放较为杂乱是跌倒的危险因素。

二、制订照护方案

针对赵爷爷的症状表现及跌倒的危险因素，为其制订个性化安全照护方案。

三、主要照护目标

现场处理跌倒，并通过实施安全照护，预防再次跌倒。

【技能实施】

一、操作流程

安全照护的操作流程如图 8-37-1 所示。

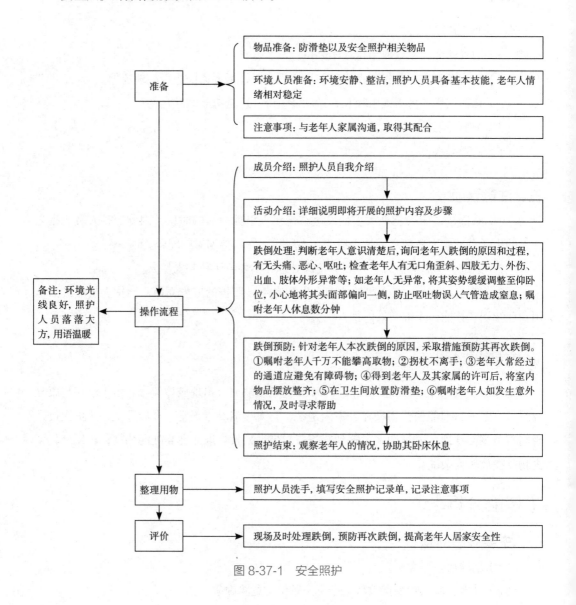

图 8-37-1　安全照护

二、操作注意事项

（1）室内可增添防滑地垫，保持地面干燥、无积水，注意室内光线。

（2）室内家具要简洁、实用，物品摆放有序。

（3）嘱咐老年人正确使用拐杖，不要使用拐杖攀高取物。

【实践思考】

（1）当看到老年人跌倒时，你如何在第一时间提供帮助？

（3）安全照护主要分为哪几个方面？请简单阐述。

【技能工单】

技能名称	安全照护	学时		培训对象	
学生姓名		联系电话		操作成绩	
操作设备		操作时间		操作地点	
技能目的	1.掌握重度失智老年人安全照护相关知识。 2.能发现重度失智老年人周围的安全隐患并实施安全照护。 3.能与医护人员、营养师等形成良好的合作关系。				

技能实施	准备	1. 2. 3.
	操作流程	1. 2. 3. 4.
	整理用物	1. 2.
	评价	
教师评价		

【活页笔记】

技能名称	安全照护	姓名		学号	
实践要求	结合技能实施流程,开展实践练习。3人进行安全照护的模拟操作,1人扮演老年人,1人扮演老年人家属,1人进行模拟操作。完成后再交换角色实践练习。				
实践心得体会					
反思与改进					
教师评价					

模块 9：资源共享互助

【模块描述】

随着认知功能的减退，失智老年人对环境的定向力和适应力越来越差，不熟悉的环境、环境中的异常刺激可使失智老年人感到困惑、混乱，没有安全感；环境中的潜在危险因素增加了老年人跌倒、走失、误服、自伤、伤人等各种意外伤害的风险。因此，为失智老年人设计恰当的居住环境，并提供社会团队志愿服务，对预防意外事件的发生、降低精神行为问题的发生、延缓病情进展至关重要。

【学习目标】

掌握

（1）失智老年人居住环境各区域的设计要点。

（2）开展为老志愿服务的原则和方法。

熟悉

（1）失智老年人居住环境的设计原则。

（2）开展为老志愿者服务的内容。

了解

（1）居住环境对失智老年人的重要性。

（2）社会互助、为老志愿者服务的概念。

技能 38
失智老年人安全生活环境营造（SZ-38）

【技能目标】

知识目标

（1）掌握失智老年人居住环境各区域的设计要点。

（2）熟悉失智老年人居住环境的设计原则。

（3）了解居住环境对失智老年人的重要性。

能力目标

（1）能够识别失智老年人居住环境中的不恰当因素及潜在风险。

（2）能够充分利用居住环境中有利于失智老年人的特征进行适时引导。

素质目标

（1）具备沟通协调能力，在环境营造开展过程中，能够与老年人及其家属开展有效沟通，达成共识。

（2）具备良好的团队合作意识，能够与小组成员协同合作，完成评估任务。

【相关知识】

一、失智老年人安全生活环境营造的总体要求

为失智老年人营造安全的生活环境，有利于减少诱发不良情绪反应、异常行为的刺激因素，改善失智老年人的精神行为症状。其总体要求如下：

（1）环境应该保持熟悉，无压力，无变化。

（2）确保环境的安全性，管理好危险物品。

（3）设置明显的标识。

（4）确保环境的舒适性。光线明亮但不刺眼，色彩温馨舒适。

（5）维持隐私性和社交性。

二、失智老年人居住环境的设计原则

1. 确保环境的安全性

随着病情不断进展，失智老年人各项机体功能逐渐减退，对环境的适应能力下降，导

致各种意外事件的发生风险增加，如跌倒、走失等。因此，在为失智老年人设计居住环境时，应将安全性作为首要原则。

2. 保持环境稳定、熟悉

失智老年人对新环境的适应能力降低，经常变换居住环境容易使老年人感到困惑、混乱，进而诱发激越行为等问题。对于失智老年人，居家环境具有稳定、熟悉的优势，因此，倡导尽量让失智老年人在自己熟悉的家中生活，避免住所轮换或入住各类照护机构。然而，由于各种主、客观原因，部分失智老年人会入住各类照护机构。由于照护机构的环境布局与居家环境有很大不同，失智老年人容易因对环境不熟悉而感到困惑、混乱。因此，照护机构的管理者和照护人员应尽量采取措施，维持照护环境的稳定性和熟悉性，如设计去机构化的居家式、小单元照护环境，避免对照护环境的布局做大的变动（更换房间、重新摆放家具等）。不得不变换照护环境时，应提供适当的感官刺激，如摆放失智老年人喜欢和熟悉的小家具、照片、饰品等，保持熟悉性。

3. 设计时间和地点定向线索

定向力是个体对周围环境、时间、地点、人物及自身状态等的察觉和识别能力。随着疾病的不断进展，失智老年人对时间、地点的定向力逐渐减退。时间定向力减退导致失智老年人分不清季节，甚至分不清白天和黑夜，从而发生睡眠紊乱等问题；地点定向力减退可能造成迷路、走失等严重后果。因此，应在居住环境中设计失智老年人尚能识别的时间和地点定向线索，引导失智老年人辨别时间和地点，避免产生困惑、混乱。

4. 维持隐私性和社交性

对于失智老年人，居住环境的隐私性和社交性也极为重要。过度拥挤或缺乏隐私性的环境因素是增加失智老年人精神行为问题和自伤、伤人风险的危险因素。私密性良好的环境可为老年人提供生理和心理上的安全感。可根据失智老年人之前的生活习惯，为其提供属于自己的空间；对于住两人间或多人间的老年人，建议使用隔帘或屏风进行遮挡，以保护老年人的隐私。

在重视失智老年人居住环境的隐私性的同时，还要注意维持环境的社交性，为失智老年人提供与他人交往的空间，如活动室、餐厅、阅读室、模拟超市等活动区域；此外，还要为失智老年人创造去这些空间活动的机会，提高其社会参与度。

三、失智老年人居住环境的设计要点

1. 整体要求

（1）去除安全风险：遵循无障碍设计原则，在失智老年人的活动区域内，去除一切可能导致跌倒的风险因素。

①地面：使用防滑、不反光的地板，尽量使用一种颜色；移走杂物、障碍物、小块活动的地毯，或将地毯的边缘固定。

②通道：避免台阶、门槛，若有高差，可做成小坡道；各区域的通道留出足够的行走空间，避免堆放杂物；卧室通往卫生间的过道上可安装感应式夜灯，方便夜间使用。

（2）适当的感官刺激。

①光线刺激：在失智老年人的活动区域（如客厅、活动室）设置明亮而均匀的自然光或人工光源，避免光线过于昏暗；用遮光窗帘遮挡强烈的阳光，灯光避免刺眼、反射、炫光；将镜子放在不易产生反光的地方；若失智老年人对着镜子大喊大叫，应把镜子移走，或用装饰物遮挡。

②色彩刺激：在卧室、客厅、活动室摆放色彩鲜艳、无毒的照片、图画、装饰物等。地板、墙壁、窗帘、床单等装饰成温馨、明亮的暖色调，图案简单，避免过于花哨，以免引发幻觉或错觉。

③声音刺激：在失智老年人的活动区域内，避免过于嘈杂（如多人不停地走来走去）或过于安静。照护人员不要穿会发出声音的鞋子。根据失智老年人的喜好，设定声音刺激，如播放失智老年人喜欢的老歌、音乐、戏曲、相声等。对于长期卧床的失智老年人，可采用录音或投影的方式播放录制的来自大自然的声音，如鸟叫声、风声、海浪声等。

④触觉刺激：在卧室、客厅、活动室摆放布艺、毛绒，或装有海绵、沙子等可带来不同触觉感受的物品。

⑤嗅觉刺激：每天定时开窗通风，去除卧室、客厅、活动室的异味。在卧室、客厅、活动室放置散发香味的植物、香囊、固体清香剂等。

2. 出入口的设计要点

（1）防走失的设计。

①隐藏出口或门把手：为避免失智老年人在夜间或无人陪伴的情况下自行走出家门，在通往外面的出入口处，可利用布帘、图画、篱笆等与墙壁颜色相近的装饰物隐藏出口或门把手。

②使用电子产品监测出口：可使用各类电子产品监测失智老年人是否离开出口，如门磁感应装置、电子定位装置、人脸识别系统、远程警报系统等。

（2）防跌倒设计。

①避免台阶、门槛：出入口处不可设计台阶或高于 2 cm 的门槛，若有高差，建议做成平缓的小坡道。

②放置换鞋凳：门口换鞋处可放置便于老年人落座的换鞋凳，避免换鞋时因重心不稳发生跌倒。

③方便轮椅出入：对于照护机构及使用轮椅的居家失智老年人，出入口的宽度应方便轮椅出入。

3. 客厅、活动室的设计要点

（1）地面设计。

①地板：使用防滑、不反光的地板，尽量使用一种颜色，避免地板过于花哨，引发幻觉或错觉。

②地面干燥：地上有水时及时擦干。

③移走杂物：减少杂物、障碍物、小块活动的地毯，或将地毯的边缘固定。

（2）通道设计。

①避免台阶、门槛：客厅与卧室、卫生间、厨房、餐厅、阳台的连接处不可设计台阶或门槛。若有高差，做成平缓的小坡道。

②移走杂物：通道留出足够的行走空间，避免堆放杂物。

（3）家具布置。

①布局稳定：避免突然改变整体布局，如重新摆放家具。

②家具安全：家具简洁、稳固，避免尖锐的边角。

③座椅安全：失智老年人常坐的椅子高度和软硬适中，有坚固的扶手和靠背，方便老年人起身、落座。

④柜子便于取物：放置失智老年人常用物品的柜子高度合适，方便老年人取用物品。

（4）保管好危险物品。

①将危险物品如药品、刀叉、玻璃器具、锐器、强力清洁剂等放在失智老年人不易接触的地方。

②定期检查食品的有效期，及时清理过期食品，以防失智老年人误食。

③避免在失智老年人的活动区域内摆放有毒、有刺的植物。

④做好电源和电器的安全防护，如加热器、电热毯等，电源插线板放在柜子或盒子里隐藏起来。

4. 卧室的设计要点

（1）卧室房门设计。

①避免反锁房门：为了避免失智老年人将自己反锁在房间，出现意外情况不能及时获得帮助，安装内外均可开启的锁具，或照护人员应保留房间的备用钥匙。

②房门引导标识：为了引导失智老年人识别自己的房间，可在房门上贴上失智老年人能辨认出的标识，如床的照片、熟悉的图案等。

（2）床设计。

①建议使用可调节高度的床，床的高度以老年人坐在床边时双脚刚好踩到地面为宜，床旁有可用来支撑的东西，如床头柜或椅子。

②床旁留有放置手杖、助步器的空间。

③将下垂的床单塞到床垫下，不要垂到床的边缘，以免老年人下床时被绊倒。

（3）窗户与阳台设计。

①建议使用封闭式阳台。

②若为开敞式阳台，墙体或护栏高度应在 1.3 m 以上，或安装防护网。

（4）物品管理。

①将失智老年人自己的日常用品放在固定、醒目的位置。

②在柜子、抽屉外面做上标识，方便失智老年人找到自己的物品。

③保管好药品、过期食品、尖锐或易碎的物品。

④确保家具安全，高的衣柜应靠墙放置或做成固定在墙上的组合家具。

（5）个性化线索设计。

①卧室的布局以及墙壁、床单、床帘等的色调尽量按照失智老年人的喜好设计。

②避免突然变换房间布局或物品的摆放位置。

③摆放失智老年人熟悉的家具、饰品、图画等，帮助失智老年人识别周围环境。

5. 卫生间的设计要点

（1）定向线索设计。

①位置就近：尽量将卫生间设计在距离卧室近的地方。

②夜间照明：在通往卫生间的过道上安装感应式夜灯，防止老年人夜间跌倒。卫生间的灯在夜间最好亮着，便于老年人在夜间顺利找到厕所。

③方向标识：用设计简单的方向标识，引导失智老年人找到卫生间。

④物品标识：选择颜色鲜艳的毛巾，如红色；浴室的扶手、淋浴椅或浴座的颜色要与墙壁的颜色对比鲜明，方便失智老年人识别。

（2）房门设计。

①避免反锁房门：为避免失智老年人在卫生间出现意外，房门应安装内外均可开启的锁具，或照护人员保留卫生间的备用钥匙。

②可视窗口：建议在卫生间房门上安装可视窗口，以便照护人员能在外面及时了解到失智老年人的情况。

③引导标识：在卫生间的门上贴上失智老年人能辨认出的标识，如马桶的照片、图案等，引导失智老年人找到卫生间。

④方便轮椅出入：为便于坐轮椅的失智老年人出入卫生间，卫生间的门宽应 > 1 m。

（3）地面和扶手设计。

①地面防滑：地面使用防滑材质或做防滑处理，及时擦干地上的水，避免老年人滑倒。

②防滑垫：洗浴处可放置固定的防滑垫，但避免放置可活动的防滑垫，以免老年人被绊倒。

③扶手：在马桶旁和洗浴处安装扶手。

④空间充足：浴室、卫生间应有足够的空间，便于照护人员协助失智老年人洗澡。

（4）危险物品管理。

①易碎物品：避免摆放易碎的器具，如牙缸、洗浴用品等。

②电动物品：将剃须刀、吹风机等危险物品放在老年人不易接触的地方。

③洗漱物品：将洗漱物品妥善放置，以免老年人误食。

④热水：出热水的水龙头建议安装恒温装置，以免发生烫伤。

6. 餐厅和厨房的设计要点

（1）餐桌和餐椅设计。

①餐桌：餐桌避免尖锐的边角，桌面不反光，或铺上图案简单的桌布。

②餐椅：餐椅高度和软硬适中，尽量有扶手和靠背，方便老年人起身、落座。

③位置固定：尽量为失智老年人设定相对固定的位置。

（2）危险物品管理。

①使用不易打碎的餐具。

②保管好刀具、剪刀、玻璃器皿、筷子等尖锐物品。

③保管好清洁剂、调味品。

④及时清理过期食品，避免失智老年人误食。

四、注意事项

（1）出入口不建议使用电子密码锁、指纹密码锁等，这样会使失智老年人因打不开房门而感到恐慌。

（2）房间不要摆放引发不良回忆的老照片、纪念品，以免老年人睹物思人，影响睡眠。

【技能导入】

黄奶奶，77岁，确诊失智症4年，日常生活由老伴刘爷爷在家中照护。近期，黄奶奶定向力障碍症状加重，因无法找到家中卫生间位置而出现随地大小便情况。此外，黄奶奶已经出现两次自己外出游走丢失被找回的情况。经评估，目前黄奶奶居住的老屋存在可能导致跌倒、摔伤的危险因素，请针对黄奶奶的病情状况作出适合黄奶奶的居住环境改造。

【技能分析】

一、老年人的基本信息及健康状况

（1）黄奶奶与老伴刘爷爷共同居住，环境不符合适老化安全原则。

（2）黄奶奶存在定向力障碍，由于找不到家中卫生间位置，出现随地大小便情况。

（3）黄奶奶时常外出游走，家人希望通过居住环境改造降低其外出游走丢失风险。

二、居住环境改造目标

针对黄奶奶的病情状况，其居住环境改造的重点是安全性、卫生间定向及防走失设计。

【技能实施】

一、操作流程

1. 准备

照护人员与老年人家属取得联系，沟通上门评估时间，上门评估时着装应规范整洁。

2. 评估

（1）信息收集：照护人员与老年人家属进行充分沟通，了解老年人的生活习惯、病情现状、改造目标等。

（2）居家环境评估：对老年人居住环境进行实地测量，拍照记录。

3. 提出居住环境改造建议

（1）确保居住环境安全性：遵循适老化改造无障碍设计原则，在失智老年人的活动区域内，去除一切可能导致跌倒的危险因素，包括家具尖角改造、地面防滑处理、重点区域扶手设置等。

（2）危险物品管理：妥善放置药品、过期食品、尖锐或易碎的物品、电器等。

（3）防走失设计。

①在大门出入口布置布帘、图画、篱笆等与墙壁颜色相近的装饰物，隐藏出口或门把手。

②在出入口安装电子监测产品、报警设备等，监测老年人是否离开。

（4）卫生间定向线索设计。

①在通往卫生间的过道上安装感应式夜灯，防止老年人夜间跌倒。

②卫生间的灯在夜间保持常亮，便于失智老年人在夜间顺利找到厕所。

③在家中设置卫生间引导标识，在卫生间门上贴上颜色鲜艳的图片作为标识。

二、操作注意事项

（1）居住环境改造前需要充分了解老年人的生活习惯，尊重老年人及其家属的改造意愿。

（2）尽量保证老年人长期居住环境的相对稳定性，保留老年人长期使用的物品及家具。

【思考实践】

（1）失智老年人居住环境的设计原则是什么？

（2）当老年人提出的方案修改意见不符合失智老年人居住环境设计原则时，你会怎么解决？

【技能工单】

技能名称	失智老年人安全生活环境营造	学时		培训对象	
学生姓名		联系电话		操作成绩	
操作设备		操作时间		操作地点	
技能目的	1. 掌握失智老年人居住环境各区域的设计要点。 2. 熟悉失智老年人居住环境的设计原则。 3. 了解居住环境对失智老年人的重要性。 4. 能够识别失智老年人居住环境中的不恰当因素及潜在风险。 5. 能够充分利用居住环境中有利于失智老年人的特征适时提出环境改造建议。				
技能实施	准备				
	评估				
	提出改造建议	1. 2. 3. 4.			
教师评价					

【活页笔记】

技能名称	失智老年人安全生活环境营造	姓名		学号	
实践要求	结合技能实施流程，开展实践练习。3 人进行失智老年人安全生活环境营造的模拟操作，1 人扮演老年人，1 人扮演老年人家属，1 人进行模拟操作。完成后再交换角色实践练习。				
实践心得体会					
反思与改进					
教师评价					